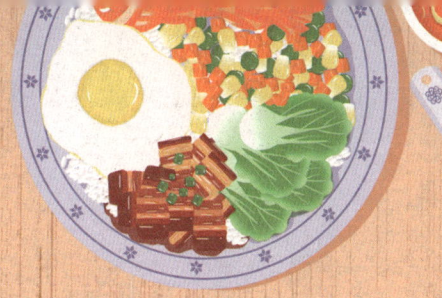

大众科普系列丛书

健康饮食
知识手册

邓 婕 ◎ 主 编

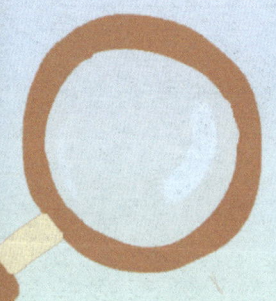

贵州科技出版社

图书在版编目（CIP）数据

健康饮食知识手册/邓婕主编. —— 贵阳：贵州科技出版社，2022.4（2025.4重印）

（大众科普系列丛书）

ISBN 978-7-5532-1030-8

Ⅰ.①健… Ⅱ.①邓… Ⅲ.①合理营养－手册②饮食卫生－手册 Ⅳ.①R151.4-62

中国版本图书馆CIP数据核字(2021)第256232号

大众科普系列丛书：健康饮食知识手册

DAZHONG KEPU XILIE CONGSHU：JIANKANG YINSHI ZHISHI SHOUCE

出版发行	贵州科技出版社
地　　址	贵阳市中天会展城会展东路A座（邮政编码：550081）
出 版 人	朱文迅
经　　销	全国各地新华书店
印　　刷	三河市兴国印务有限公司
版　　次	2022年4月第1版
印　　次	2025年4月第3次
字　　数	96千字
印　　张	4
开　　本	889mm×1194mm 1/32
书　　号	ISBN 978-7-5532-1030-8
定　　价	35.00元

《大众科普系列丛书：健康饮食知识手册》

编委会

主　编：邓　婕

编　委：（按姓氏笔画为序）

王云驰　王建威　仇笑文　邓　婕

田仁碧　冯　倩　刘士勋　孙　玉

苏晓廷　李　惠　李建军　吴　晋

宋　伟　张　波　陈　璐　陈一菘

赵卓君　赵梅红　徐帮学　蒋红涛

裴　华　翟文慧

前言
FOREWORD

　　现代社会，各种意外伤害及自然灾害时有发生，不断影响和威胁着人们的正常生活。一些人因自我保护意识不强、防范能力较差，往往成为各种直接或间接伤害的受害者。惨痛的悲剧让我们深刻意识到：对大众进行系统的安全知识教育是十分有必要的。要让大众树立自护、自救观念，形成自护、自救意识，培养自护、自救能力，在遇到各种异常事故和危险时能够果断、正确地进行自护和自救。

　　为了更好地帮助人们有效应对各种不安全因素，向人们普及有关急救自救、交通出行、消防火灾、居家生活、野外出行、健康饮食、自然灾害、网络信息、校园生活等方面的安全知识，学习出现安全事故时的应急、自救方法等，我们经过精心策划，组织相关专业人员编写了这套丛书。

　　本丛书向人们提供了系统的安全避险、防灾减灾知识，并精选了近些年发生的安全事故及自然灾害事例，内容翔实，趣味性、实用性、可操作性强，可帮助人们在危险及灾害来临时从容自救和互救。本丛书旨在告诉人们，只要充分认识各种危险，了解各种灾害的特点、形成原因及主要危害，学习一些危险及灾害应急预防措施，就能够在危险及灾害来临时从容应对，成功逃生和避险。另外，本丛书可以帮助大家提升科学素养，弘扬科学精神,营造讲科学、爱科学、学科学的良好氛围,切实提高科学知识普及率,使科学知识真正惠及千家万户。

我们衷心希望这套丛书成为保障大家安全的实用指南,为大家拥有平安快乐的生活、美好幸福的未来保驾护航!

由于丛书编写时间仓促,加上编者水平有限,书中难免存在疏漏及不当之处,欢迎读者朋友提出宝贵意见。

编委会
2021年12月

目录
CONTENTS

第一章 食物安全与营养常识 / 1

- 一、各类营养素主要在哪些食物中 …………… 1
- 二、十种健康食物是什么 ……………………… 4
- 三、哪些食物有益于眼睛 ……………………… 6
- 四、什么是食品安全 …………………………… 8
- 五、食品安全标签有哪些 ……………………… 10
- 六、怎样正确识别食品标签 …………………… 13
- 七、食品污染的主要来源是什么 ……………… 15
- 八、什么是垃圾食品 …………………………… 17
- 九、什么是转基因食品 ………………………… 21

第二章 日常饮食应该科学安排 / 25

- 一、哪些药物与食物不能搭配 ………………… 25

▶ 二、食物搭配宜忌有哪些 …………………… 26
▶ 三、每天不可少的食物有哪些 ……………… 29
▶ 四、早晨怎样喝水才健康 …………………… 33
▶ 五、蔬菜怎样吃才健康 ……………………… 36
▶ 六、日常怎样喝饮料才健康 ………………… 38
▶ 七、蚝如何吃才健康 ………………………… 42
▶ 八、为什么要少吃油条 ……………………… 44
▶ 九、哪些食物适合春季吃 …………………… 46
▶ 十、夏季如何合理饮食 ……………………… 50
▶ 十一、秋季如何合理饮食 …………………… 53
▶ 十二、冬季宜吃哪些食物 …………………… 55

第三章　教你如何选购健康食品 / 59

▶ 一、如何鉴别水果的质量 …………………… 59
▶ 二、怎样选购猪肉 …………………………… 64
▶ 三、怎样选购鸡蛋 …………………………… 66
▶ 四、如何检验鱼的品质 ……………………… 69
▶ 五、如何选购牛奶 …………………………… 71
▶ 六、怎样鉴别葡萄酒的优劣 ………………… 72
▶ 七、家禽肉的质量如何鉴别 ………………… 74

第四章　走出饮食误区 / 77

▶ 一、常见饮食的错误搭配有哪些 …………… 77
▶ 二、咖啡真的有害健康吗 …………………… 80

- 三、饭后吃水果有益健康吗 …………………… 80
- 四、植物油的认识误区有哪些 ………………… 82
- 五、新鲜肉比冻肉好吗 ………………………… 84
- 六、夜间加餐真的对身体有害吗 ……………… 86
- 七、减肥就不能吃肉吗 ………………………… 88
- 八、喝茶饮醋有益无害吗 ……………………… 90
- 九、味精到底是有害还是无害 ………………… 93
- 十、素食者的饮食误区 ………………………… 95

第五章 食物中毒的预防与处理 / 97

- 一、食物中毒的表现有哪些 …………………… 97
- 二、引起食物中毒的细菌有哪些 ……………… 98
- 三、如何预防食物中毒 ………………………… 101
- 四、食物中毒了怎么办 ………………………… 102
- 五、什么是电冰箱食物中毒 …………………… 104
- 六、有毒的贝类的中毒症状有哪些 …………… 106
- 七、预防贝类毒素中毒的措施有哪些 ………… 107
- 八、鱼胆中毒怎么办 …………………………… 108
- 九、吃蛙肉会患哪种怪病 ……………………… 109
- 十、细菌性食物中毒的表现有哪些 …………… 111
- 十一、如何避免水果和蔬菜的农药残留 ……… 114
- 十二、如何清除水果和蔬菜的残留农药 ……… 115
- 十三、如何去除肉中的残留农药 ……………… 117

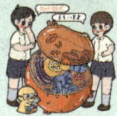

第一章　食物安全与营养常识

一、各类营养素主要在哪些食物中

① 蛋白质

动物性食物中蛋类、瘦肉、乳类、鱼类、虾类等的蛋白质含量丰富。植物性食物中黄豆、蚕豆、花生、核桃、瓜子的蛋白质含量较多，米、麦中仅有少量的蛋白质。

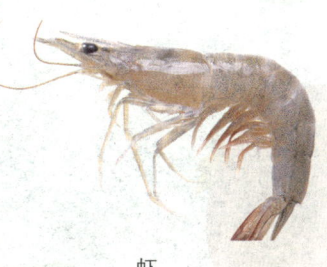

虾

② 矿物质

豆类、奶类、蛋黄、骨头、深绿色蔬菜、米糠、麦麸、花生、海带、紫菜等含钙多。

粗粮、黄豆、蚕豆、马铃薯、坚果类、瘦肉、蛋类、鱼类、虾类、奶类、动物肝脏等含磷较多。

动物肝脏含铁最丰富，其次为血、木耳、瘦肉、蛋类、绿叶菜、小白菜、芝麻、豆类、海带、紫菜、杏、桃、李

1

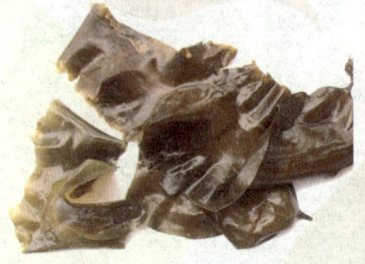
海带

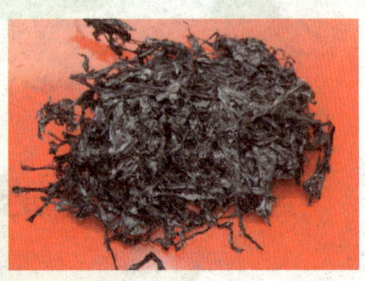
紫菜

等。谷类也含有一定量的铁。

海带、奶类、蛋类、牡蛎、大豆、茄子、扁豆等含锌较多。

海带、紫菜等含碘较多。

海产品、瘦肉、大米等含硒较多。

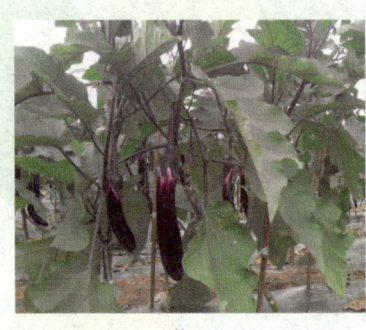
茄子

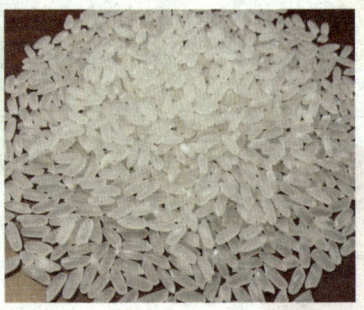
大米

③ 脂肪

动物油,如猪油、鱼肝油等都含有脂肪;植物油,如菜籽油、花生油、豆油、芝麻油等也都含有脂肪。另外,瘦肉、蛋类、黄豆等也含有脂肪。

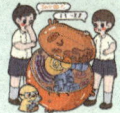

第一章 食物安全与营养常识

④ 维生素

鱼肝、牛奶、蛋黄、蔬菜、水果含有丰富的维生素A。蔬菜及水果所含的胡萝卜素，即维生素A的前身。

谷类、麦麸、糠皮、豆类、肝类、瘦肉、蛋类、乳类、水果、蔬菜等含维生素B_1较多。

蛋黄、酵母、牛奶、各种叶菜含维生素B_2较多。

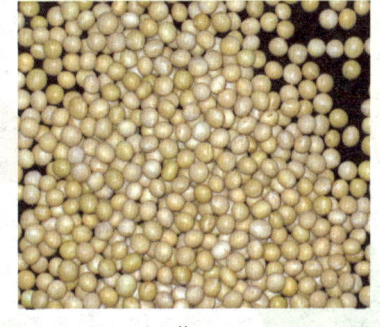

黄豆

新鲜蔬菜、水果和豆芽等含维生素C较多。

鱼肝油、蛋黄、牛奶及菌类、干菜等含维生素D较多。

酵母、动物肝脏及绿叶蔬菜等含叶酸较多。

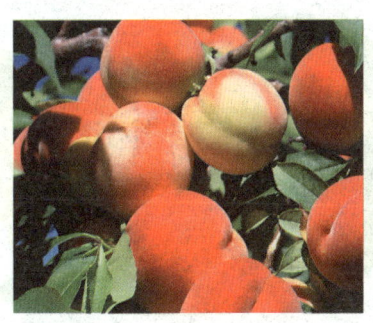

桃

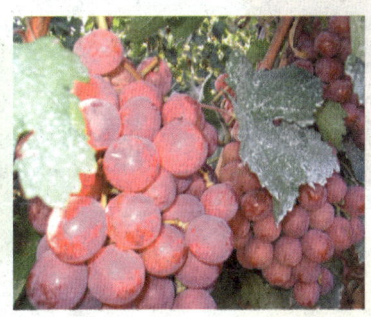

葡萄

⑤ 碳水化合物

谷类，如米、面、玉米等；淀粉类，如红薯、马铃薯、

3

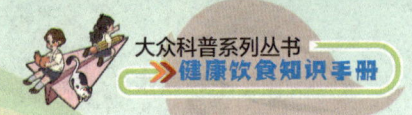

芋头、绿豆、豌豆等；糖类，如葡萄糖、果糖、蔗糖、麦芽糖等都含有碳水化合物。除此之外，还有水果、蔬菜等也含有碳水化合物。

二、十种健康食物是什么

① 花菜

实验研究证明，花菜中含有抗氧化防癌症的微量元素，长期食用可以降低乳腺癌、直肠癌、胃癌等的发病率，花菜中还含有可以防止骨质疏松的钙、女性常常缺乏的铁和叶酸。

② 香菜

香菜富含钙、锌、钾、维生素A和维生素C等，能利尿、维持血糖含量、防癌，对人体健康十分有益。

③ 洋葱

洋葱能降低胆固醇、血压，减少心脏病的发病率。实验证明，每天吃半个洋葱的人，其胃癌发病率比普通人低50%。

④ 草莓

草莓可以改善肤质，减轻腹泻，缓解肝脏及尿道疾病，草莓还可以巩固牙龈，清新口气，润泽喉部。草莓的叶片和根可用来泡茶。

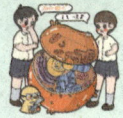

第一章 食物安全与营养常识

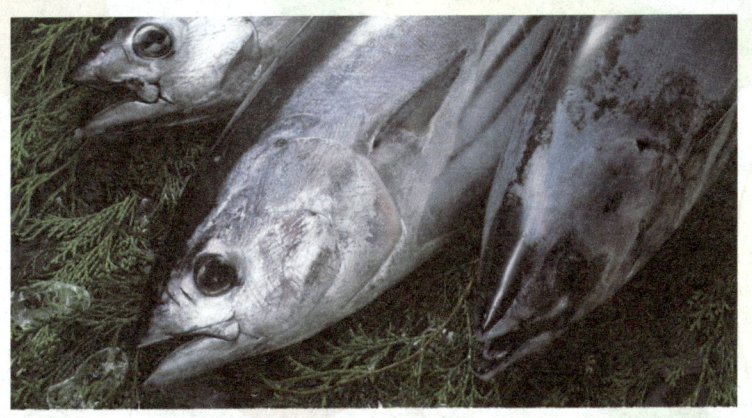

金枪鱼

5. 木瓜

木瓜中的维生素C含量远远多于橘子，其不仅有利于消化，而且能预防胃溃疡。木瓜尤其有助于消化人体难吸收的食物，因而能有效地预防肠癌。

6. 大豆

想要健康长寿的人应多吃大豆。营养学家认为，大豆是植物雌激素含量较高的食物之一，对于女性的健康极其重要。

7. 红薯

红薯富含纤维、钾、铁、维生素B_6，能防止衰老，而且还能有效预防动脉硬化、肿瘤和癌症。

8. 麦芽

麦芽优于玉米、燕麦之处在于它能降低结肠癌、直肠癌的发病率。

9. 金枪鱼

金枪鱼的酸性物质能降低血压，预防中风、头痛，防治湿疹，缓解皮肤干燥。

10. 酸奶

酸奶不仅有助于消化，而且还能有效地防止肠道感染，提高人体的免疫功能。酸奶中的脂肪含量低，钙含量高，还富含维生素B_2、维生素B_{12}、磷、钾等。

三、哪些食物有益于眼睛

许多人都希望自己有一双清澈、明亮、动人的眼睛，这就要注意眼睛的营养和保健。怎样对眼睛进行保健呢？首先在饮食上，要选择有益于保护眼睛、增强视力的各种食物。有益于保护眼睛的食物主要有以下几种：

1. 含丰富维生素B_2的食物

当人体缺乏维生素B_2时，眼睛会出现怕光、流泪、有烧灼感或发痒、视觉疲劳，甚至视力丧失。所以维生素B_2是影响眼睛的一种重要的营养素。而维生素B_2又是人们比较容易缺乏的一种营养素。因此要注意这种维生素的摄取。含维生素B_2丰富的食物有猪心、羊心、牛心、动物肾、红色瘦肉、蛋类、乳类、绿色叶菜和酵母。

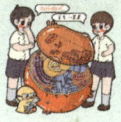

第一章 食物安全与营养常识

② 含丰富维生素A的食物

因为维生素A是维持人类一切上皮组织正常机能所必需的物质，它参与组织间质中糖胺聚糖的合成，糖胺聚糖对细胞起黏合保护作用。它缺乏时，可出现上皮干燥和角化变性增殖。所以当人体缺乏维生素A时，眼睛的角膜或结膜会出现干燥、炎症，严重时，眼睛的角膜角化增厚，导致发炎软化，甚至形成溃疡穿孔而失明，这就是常说的眼干燥症。

维生素A也是合成顺视黄醛必需的物质。当人体缺乏维生素A时，顺视黄醛得不到足够的补充，人眼睛中的视杆细胞合成的视紫红质减少，人对弱光的敏感度就会降低，暗光环境中适应能力也会下降，严重的就会导致夜盲症。

因此，维生素A对保护眼睛是极为重要的一种营养素。含维生素A多的食物有猪肝、羊肝、牛肝、蛋类和奶制品，刀

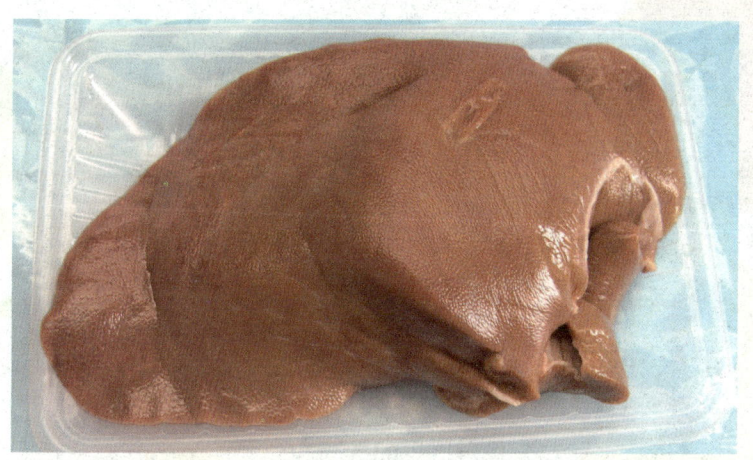

新鲜的猪肝

鱼、大比目鱼和鲑鱼。另外，胡萝卜素或类胡萝卜素可被小肠壁转变为维生素A。含胡萝卜素或类胡萝卜素多的有胡萝卜、番茄、红辣椒、菠菜、莴苣等。为了保护自己的眼睛，应该多选食以上食物。

最后，还要多吃些粗粮和新鲜蔬菜，它们里面的维生素B族和维生素C对眼睛也有保护作用。

除了多吃对眼睛有益的食物外，还要少吃或不吃对眼睛有害的东西。烟与酒损害人的视力最厉害，应该戒烟、戒酒，还要少吃一些刺激性强的食物，如蒜、葱、辣椒、胡椒等。

四、什么是食品安全

1996年，世界卫生组织给出了关于食品安全的定义，即"对食品按其原定用途进行制作和食用时不会使消费者受害的一种担保，它主要是指在食品的生产和消费过程中没有达到危害程度的一定剂量的有毒、有害物质或因素的加入，从而保证人体按正常剂量和以正确方式摄入这样的食品时不会受到急性或慢性的危害，这种危害包括对摄入者本身及其后代的不良影响"。

随着社会的不断发展，到目前为止，食品安全主要包括三个方面。

① 食品质量安全

食品质量安全是指提供的食品在营养、卫生方面满足人群的健康需要，食品质量安全涉及食物是否被污染、是否有

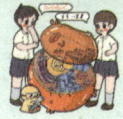

毒，添加剂是否违规超标、标签是否规范等问题，如果发现有食品质量安全问题出现，一定要及时采取措施，防止有更为严重的问题出现。

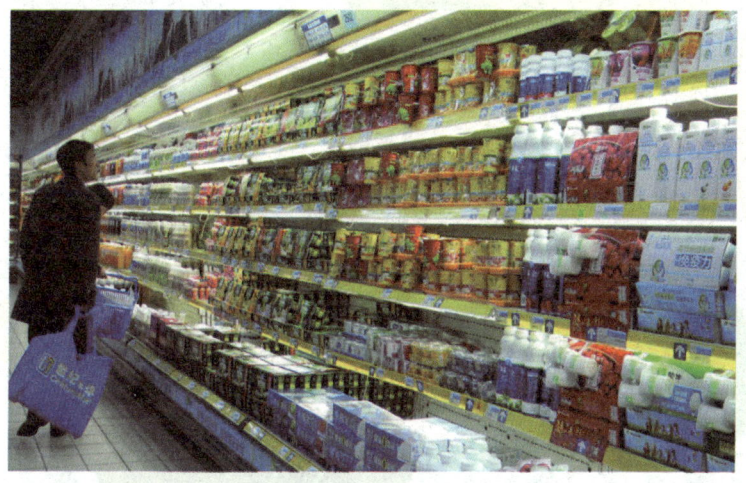

琳琅满目的食品

② 食品数量安全

食品数量安全是指一个国家或地区能够生产民族基本生存所需的膳食需要，要求人们能买得到、买得起生存生活所需要的基本食品。这个问题是任何国家，特别是发展中国家必须解决的首要问题。在现有条件下，粮食的安全供给问题是食品数量安全研究最多的问题。

③ 食品可持续安全

食品可持续安全是从发展的角度要求食品的获取要注重生态环境的良好保护和资源利用的可持续性。其可持续性主要表现为：在合理利用和保护自然资源的基础上，确定技术和管

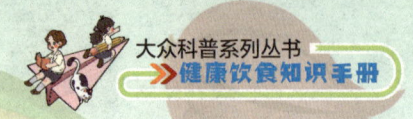

理方式，确保在任何时候都能持续、稳定地获得食品，使食品供应既能满足现代人的需要，又能满足人类后代的需要。另外，还表现为在不损害自然的生产能力、生物系统的完整性或环境质量的情况下，达到所有人随时能获得保持健康生命所需要的食品。其主要的特征是合理利用食品资源，保证食品生产可持续发展。在食品的生产和消费过程中，食物安全的可持续发展不仅是生态问题，更是地区、国家乃至世界的经济问题，甚至是政治问题，可见其重要性。

五、食品安全标签有哪些

如果想要知道我们所购买食品的安全性，就需要学会辨识食品标签，这样我们就可以了解食品安全等级。较为常见的食品标签有以下几种：

1. 绿色食品标签

绿色食品概念是由中国提出的，它是指"遵循可持续发展原则，按照特定生产方式生产，经专门机构认证，许可使用绿色食品标志的无污染、安全、优质、营养类的食品"。因为在国际上的很多有关环保的事务都是以绿色来命名，为了突出食品保护生态环境的重要性，所以将其称为绿色食品。

绿色食品的主要特征是无污染、安全、优质、营养。无污染是指在绿色食品生产、加工过程中，通过严密监测、控制，防范农药残留、放射性物质、重金属、有害细菌等对食物生产各个环节来确保绿色食品产品的洁净。

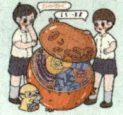

第一章
食物安全与营养常识

为了提高国际竞争力,从1996年开始,在申报审批过程中将绿色食品区分为AA级和A级。

A级绿色食品是指在生态环境质量符合规定标准的产地,生产过程中允许限量使用限定的化学合成物质,按特定的操作规程生产、加工,产品质量及包装经检测、检验符合特定标准,并经专门机构认定,许可使用A级绿色食品标志的产品。

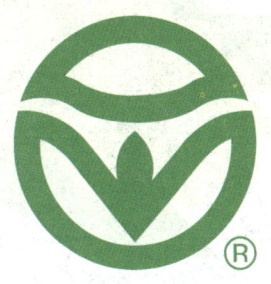

绿色食品标志

AA级绿色食品是指在环境质量符合规定标准的产地,生产过程中不使用任何有害化学合成物质,按特定的操作规程生产、加工,产品质量及包装经检测、检验符合特定标准,并经专门机构认定,许可使用AA级绿色食品标志的产品。

② QS质量安全标签

QS是食品市场准入标志,由"质量安全"英文字头"Q""S"和"质量安全"中文字样组成。标志主色为蓝色,字母"Q"与"质量安全"四个中文字样为蓝色,字母"S"为白色。

最初提出的食品质量安全是指食品质量状况对食用者健康和安全的保证程度。食品的质量与消费者的身体健康和人身财产安全有着密切关系,所以在生产食品的时候一定要符合国家法律、行政法规和强制性标准的要求,千万不能在生产过程中出现质量问题。《食品生产加工企业质量安全监督管理办法》规定，接受食品质量安全市场准入制度管理的食品，首先必须按规定程序获取食品生产许可证，其次产品出厂必须经检验合格并加印（贴）食品市场准入标志。如果没有食品市场准入标志，则不能出厂销售。根据这项规定，消费者在购买食品的时候一定要选购已经加印（贴）QS标志的食品。只有这样，才能保证食品的质量，维护自身的合法权益。

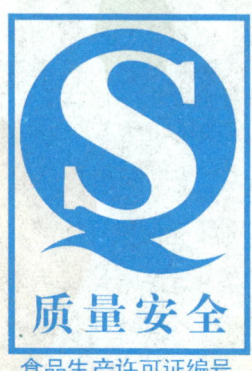

质量安全标志

3. 无公害农产品标签

无公害食品指产地生态环境清洁，按照特定的技术操作规程生产，将有害物含量控制在规定标准内，并由授权部门审定批准，允许使用无公害标志的食品。无公害食品需要满足四个条件：一是产地环境、生产过程、产品质量必须符合国家有关标准和规范要求；二是必须通过认证并获得认证证书；三是准许使用无公害农产品标志；四是未经加工或者初加工的食用农产品。

无公害食品的重点是保证食品的安全质量，当然这不是什么特别高的要求，凡是食品都应达到这个要求。当代农产品生产需要由普通农产品发展到无公害农产品，再发展至绿色食品或有机食品，无公害食品是绿色食品发展的初级阶段，而绿色食品发展的高级阶段是有机食品。

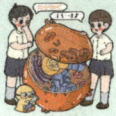

六、怎样正确识别食品标签

食品标签是指在食品包装容器上或附于食品包装容器上的一切附签、吊牌、文字、图形、符号说明物。标签的基本功能为：食品名称、配料表、净含量及固形物含量、厂名、批号、日期标志等。它是对食品质量特性、安全特性、食用与饮用说明的描述。识别食品标签的基本方法如下：

① 查看标签的内容是否齐全

食品标签必须标示的内容有：食品名称、配料清单、净含量和沥干物、固形物、含量、制造者的名称和地址、生产日期或包装日期和保质期、产品标准号。

② 查看是否有QS标志

米、面、油、酱油、醋、肉制品、乳制品、饮料、调味品（糖、味精等）、方便面、饼干、罐头、冷冻饮品、速冻米面食品和膨化食品15类食品必须获QS食品安全认证才可生产，所以选购食品时应认准QS标志。

③ 查看标签内容是否科学规范

食品标签上的语言、文字、图形、符号必须准确、科学，符合《预包装食品标签通则》要求。标签上必须标示的文字和数字的高度不得小于1.8 mm；其汉字必须是合格规范的汉字，不得使用不规范的简化字和淘汰的异体字；可以同时使用汉语拼音,也可以同时使用少数民族文字或外文,但必须与汉字有严密的对应关系,外文不得大于相应的汉字;净含量与食品名称必须标注在包装物或包装容器的同一视野,便于消费者识别。

④ 查看标签内容是否清晰、完整

食品标签的一切内容应清晰、醒目,易于消费者在选购食品时辨认和识读,不得在流通环节中变得模糊甚至脱落,更不得与包装容器分开。

⑤ 查看标签的内容是否真实

食品标签的所有内容,不得以错误的、容易引起误解或欺骗性的方式描述或介绍食品。《中华人民共和国食品卫生法》及其相关法律明确规定食品不得加入药品,食品不得宣传疗效,而一些产品标签上违法标注其对某些疾病有预防或治疗作用,如返老还童、延年益寿、抗癌、治癌等虚假内容。还有的地下食品加工厂,食品标签上厂址标识不详,厂址只有"××省××地"或干脆只标注"××(国家)出品",电话号码标注手机号码或根本打不通的号码。

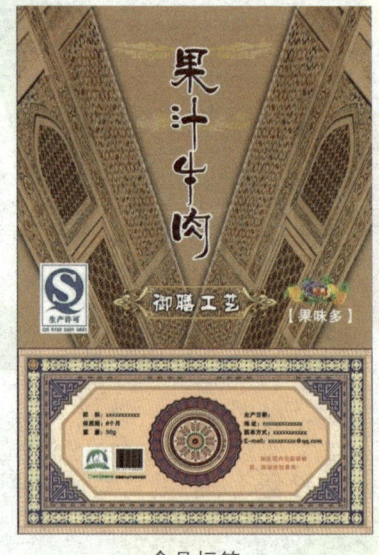

食品标签

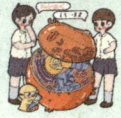

第一章 食物安全与营养常识

七、食品污染的主要来源是什么

1. 生物性污染

食品的生物性污染包括微生物、寄生虫、昆虫及病毒的污染。微生物污染主要有细菌与细菌毒素、霉菌与霉菌毒素。如果在食品中出现了这些细菌,除了会引起食物中毒之外,还会引起食品腐败变质。昆虫污染主要包括粮食中的甲虫、螨类、蛾类以及动物食品和发酵食品中的蝇、蛆等污染。病毒污染主要包括肝炎病毒、脊髓灰质炎病毒和口蹄疫病毒等污染。除此之外,其他的病毒也能在食品上进行繁殖。

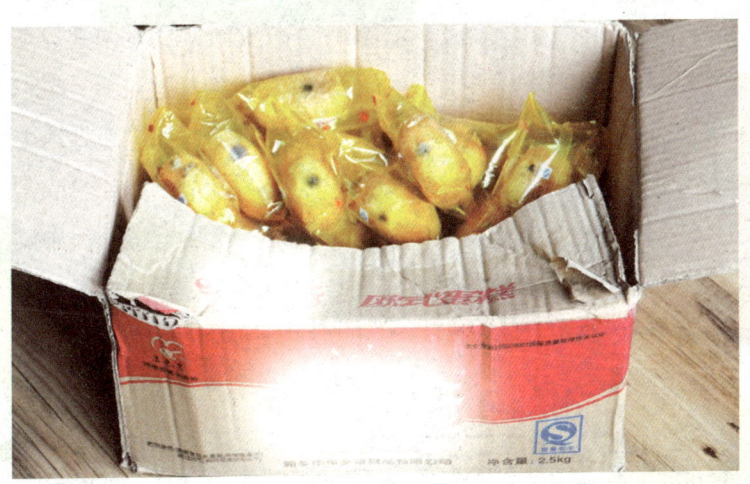

霉变食物一定不要吃

2. 物理性污染

物理性污染主要来源于多种非化学性的杂物。虽然在一

15

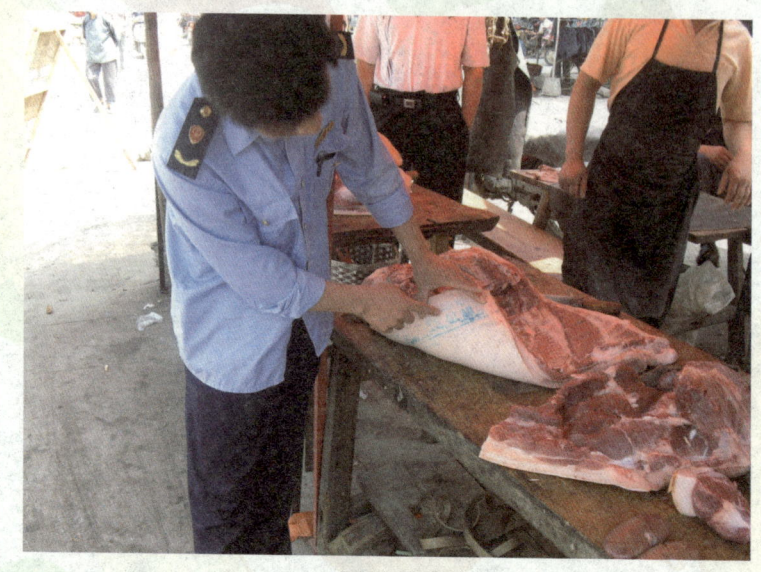

注水肉检查

定程度上,物理性污染并不会对消费者的健康产生威胁,但是却对食品应有的感官性状和营养价值产生了破坏性影响,根本无法保证食品的质量。通常来说,食品的物理性污染包括以下几个方面,即来自食品产、储、运、销的污染物,如粮食收割时混入的草籽、液体食品容器中的杂物、食品运销过程中的灰尘及苍蝇等;食品的掺假,如粮食中掺入沙石、肉中注入水、奶粉中掺入大量糖等;食品的放射性污染,主要来自放射性物质的开采、冶炼、生产、应用及意外事故造成的污染。

3. 化学性污染食品

化学性污染不仅涉及范围广,其情况也较为复杂。通常来说,化学性污染食品主要包括:来自生产、生活和环境中的污染物,如农药、兽药、有毒金属、多环芳烃化合物、N-亚硝基化合物、杂环胺、三氯丙醇等；食品容器、包装材料、运输工具等接触食品时溶入食品中的有害物质；滥用食品添加剂；在食品加工、贮存过程中产生的物质，如酒中有害的醇类、醛类等；掺假、制假过程中加入的物质。

八、什么是垃圾食品

1. 什么是"垃圾食品"

"垃圾食品"至今没有一个统一的概念，原指汉堡包、薯条、可乐等快餐食品，现在一般认为是那些在日常生活中容易超量摄入热量、脂肪、糖分，营养素单一，从而导致肥胖、高血压、糖尿病、心脏病等疾病的食物，以及那些含有致癌因子和有毒物质的食物。

2. 十大垃圾食品

目前，各种媒体广泛传播的所谓"十大垃圾食品"。

（1）烧烤类。

如烤肉串、烤鸡、烤鱼、烤牛排等。这类食品具有以下特点：含致癌物质；导致蛋白质炭化变性，加重肾脏、肝脏负担。

（2）油炸类。

如油条、麻花、薯条、炸鸡腿、炸猪排等。这类食品具有以下特点：导致心血管疾病；含致癌物质；破坏维生素，导致蛋白质变性。

（3）腌制类。

如腊肉、熏肉、咸肉等。这类食品具有以下特点：导致高血压、鼻咽癌；对肠胃有害，易得溃疡和炎症。

（4）肉类加工食品。

如肉干、肉松、香肠等。这类食品具有以下特点：含致癌物质；含大量防腐剂，加重肝脏负担。

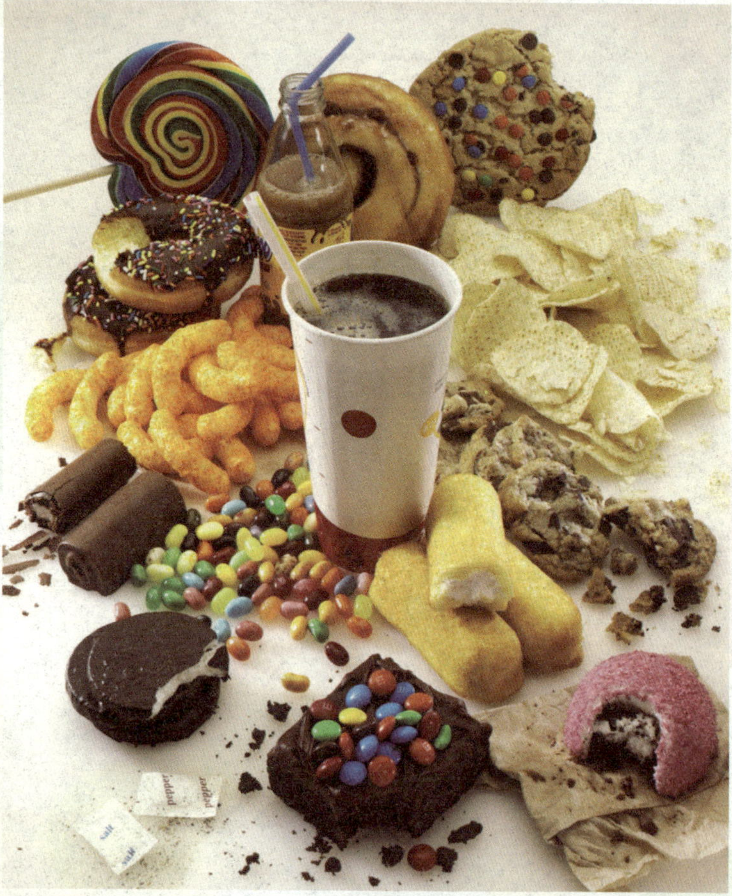

垃圾食品

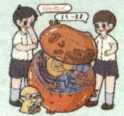

（5）冷冻甜品类。

如冰激淋、冰棒和各种雪糕。这类食品具有以下特点：含奶油多，极易引起肥胖；含糖量过高，影响正餐。

（6）方便类。

如方便面和膨化食品。这类食品具有以下特点：盐分过高；含防腐剂和香精会损害肝脏；只有热量，没有其他营养。

（7）罐头类。

包括鱼肉类罐头和水果类罐头。这类食品具有以下特点：维生素遭到破坏，热量过多，其他营养成分低。

（8）饼干类。

不含低温烘烤的饼干和全麦饼干。这类食品具有以下特点：食用香精和色素过多，对肝脏造成负担；严重破坏维生素；热量过多，其他营养成分低。

（9）话梅及蜜饯类。

如果脯等。这类食品具有以下特点：含致癌物质；盐分过高；含防腐剂和香精，损害肝脏。

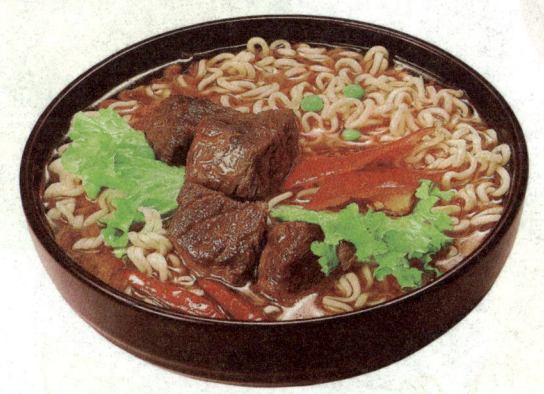

方便面没有营养

（10）汽水类。

这类食品具有以下特点：含碳酸、磷酸，会带走体内大量的钙；喝后有饱胀感，影响正餐。

③ 怎样正确看待"垃圾食品"

目前，对"垃圾食品"的说法有诸多的争议，一般认为，"垃圾食品"分两类，应分别看待。一类是那些确实含有致癌物质和超量添加剂的食物，如油炸类、烧烤类、腌制类等，会给人体造成较大的潜在危害，可以不折不扣地称其为"垃圾食品"。另一类是那些高热量、高脂肪、高糖分的"三高"食品，如饼干类、罐头类、冷冻甜品类、方便类等，其中不含对人体有害的化学成分，只有当人们的饮食结构不合理，偏食这些"三高"食品，造成热量摄入过多而其他营

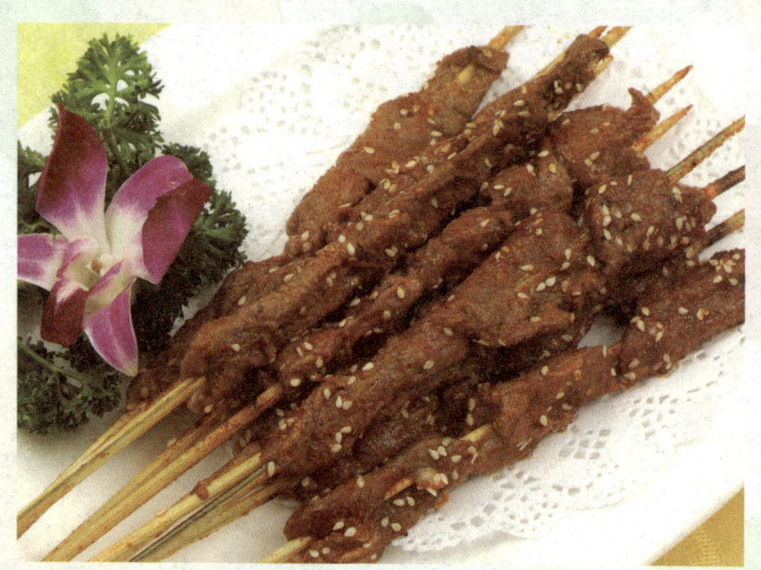

烧烤类食品虽然美味不宜多吃

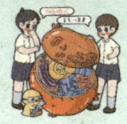

养成分缺乏时,才对人体健康造成危害。如果均衡饮食,适量食用这些食物,同时摄入足量的蛋白质、维生素、矿物质等其他营养素(如在食用方便面时,同时食用果蔬与乳蛋),使脂肪、糖分在饮食结构中占有科学的、适当的份额,此时就不能简单地说这些"三高"食品都是"垃圾食品"。

日常食物中,没有哪一种食物可以称得上是营养素含量齐全、搭配合理的完美食品,因此无论高热量还是低热量的食物,单一、大量、长期地食用都对人体无益。对此,食品专家胡晓松教授的解释是:"只要是食品,就不会是垃圾,没有垃圾食品,只有垃圾吃法。垃圾吃法就是你只盯住一个,一天到晚地猛吃,不懂得膳食平衡的道理,自然对人体健康不好。"一种食物的成分是否对人体有害,关键看摄入量的多少和时间的长短,无论哪一种食品,过于偏食都不好。其实,任何食物如果超量摄入,都是"有毒"的。盐如此,水如此,馒头、米饭也如此。凡事都有个度,超过了这个度,好事就变为坏事。食物质量我们无法掌控,但吃多、吃少、如何吃是自己的事。

九、什么是转基因食品

1. 什么是转基因食品

转基因食品就是利用现代生物技术,将某些生物的优势基因,转移到另一个物种中去,改造这个生物的遗传物质,使其在性状、营养品质、抗病耐贮、消费品质等方面向人们所需要的目标转变。转基因生物直接食用,或者作为加工原料生产的食品,统称为转基因食品。简单说,转基因食品就是移动动物、植物的基因并加以改变,制造出具备新特征的食品种类。

转基因食品的基本原理也不难理解,它与常规杂交育种有相似之处(比如杂交水稻)。杂交是将整条的基因链(染色体)转移,而基因转移是选取最有用的一小段基因转移,因此,转基因比杂交具有更高的选择性。

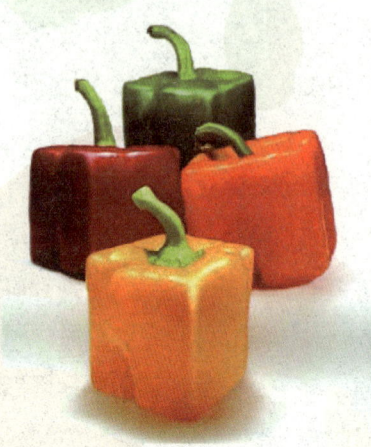

转基因食品

② 转基因食品有哪些种类

(1)植物性转基因食品。

例如抗虫玉米或大豆,就是向玉米或大豆中转入一种细菌的基因,这种基因能产生杀虫毒素,从而使这种玉米、大豆具有防治虫害的功能;再如小麦品种含蛋白质较低,将某个物种的高蛋白基因转入小麦,这样生长出的小麦就会含有较高的蛋白质;还有,在番茄中加入其他植物的抗衰老基因,这种番茄就具有抗软化、耐贮藏的功能,就不容易变软和腐烂了。

(2)动物性转基因食品。

例如在猪的基因组中转入人的生长素基因,猪的生长速度增加了1倍,猪肉质量大大提高;在牛体内转入了人的基

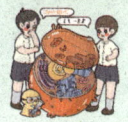

因，牛长大后产生的牛乳中含有基因药物，提取后可用于人类病症的治疗。

（3）转基因微生物食品。

如利用转基因微生物可以产生大量凝乳酶，来生产奶酪，从而大大降低生产成本。

（4）防治疾病的转基因食品。

例如将普通的水果、蔬菜、粮食等农作物，植入某种抗病基因，使之变成能预防疾病的转基因食品，让人们在食用饭、鲜果、蔬菜的同时，达到防病、治病的目的。

3. 转基因食品有哪些优点

一般认为，转基因食品可以增加食物营养，提高食物的附加值；可以增加食物种类，提高食物品质；可以解决粮食短缺问题；可以减少农药的使用，避免环境污染；可以节省生产成本，降低食物售价；还可以促进生产效率，带动相关产业的发展。

4. 食用转基因食品安全吗

就目前讲，转基因食品还是一种新生事物，是人为制造出来的新的科技产物。因此，公众接受它需要一定的时间。更重要的是，科学界目前对于转基因食品的安全性还没有一个定论，现在的科技手段还不能确定其对人类和环境的有害性，存在着较多的争论和分歧。在美国，转基因食品正在逐步被公众接受。但在欧洲，转基因食品却遭到了部分抵制。我国对转基因食品采取的态度是：一方面进行严格的管理，另一方面对于

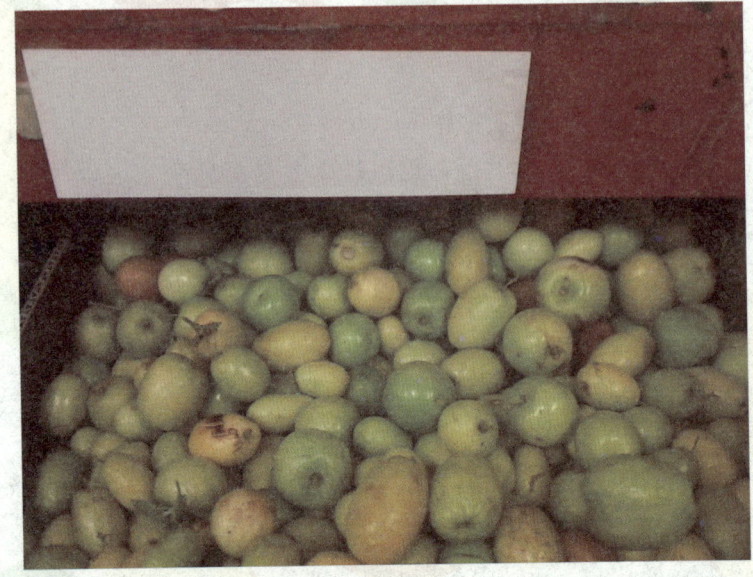

转基因食品

证实无害的食品,仍积极推广。到目前为止,所有有关转基因食品安全性的质疑,讲的都是潜在危险,并且我们对食品安全性的评价都只能秉持一种相对和动态的观念,零风险、绝对安全的食品是不存在的,所有食品都只具有相对安全性。在目前转基因食品还没有完全确定是否有害的情况下,只能由每个人在不断学习了解有关知识的基础上决定是否食用。

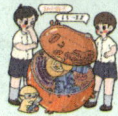

第二章　日常饮食应该科学安排

一、哪些药物与食物不能搭配

很多药物都是由化学物质研究制成的,所以很多食物与之搭配是有冲突的。我们只有掌握了这些,才可以更好地治疗疾病。那就让我们一起来了解一下吧。

① 布洛芬与咖啡、可乐不能搭配

布洛芬(芬必得)对胃黏膜有刺激,咖啡中的咖啡因和可乐中的可卡因则会刺激胃酸分泌,加重布洛芬对胃黏膜的副作用,甚至诱发胃出血、胃穿孔。

② 止泻药与牛奶不能搭配

服止泻药不能饮用牛奶,因为牛奶不仅会降低止泻药的药效,其含有的乳糖还容易加重腹泻。

③ 抗生素与牛奶、果汁不能搭配

牛奶会降低抗生素活性,使药效无法充分发挥;果汁(尤其是新鲜果汁)不仅降低药效,还可能增加毒副作用。

④ 利尿剂与香蕉、橘子不能搭配

服利尿剂期间，钾会在血液中滞留，如果食用富含钾的香蕉、橘子，体内钾蓄积过量，易诱发心脏、血压方面的并发症。

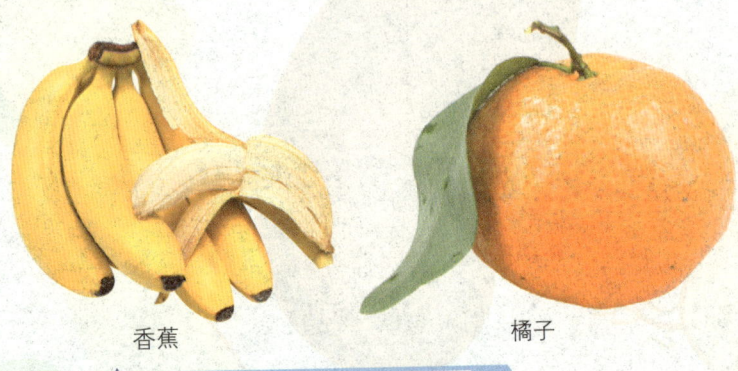

香蕉　　　　　　　　橘子

二、食物搭配宜忌有哪些

① 酸性食物搭配宜忌

如食醋、酸性水果、瘦肉、蛋类、白糖等酸性食物，宜与胃酶合剂、呋喃妥因、乌洛托品等合用，以增强其疗效；忌与磺胺类药物、碳酸氢钠（小苏打）、红霉素等合用，以免影响疗效，增强其副作用。

② 高蛋白食物搭配宜忌

如奶酪、脱脂奶粉、虾、花生、大豆、葵花子、牛肉、鸡肉等高蛋白食物，宜与激素类药物同用。因激素药物能促进蛋白质的分解，抑制蛋白质的合成。在服用激素药的同时应限制进食碳水化合物、脂肪和盐，这样可以避免体重增加

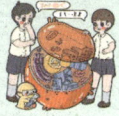

第二章 日常饮食应该科学安排

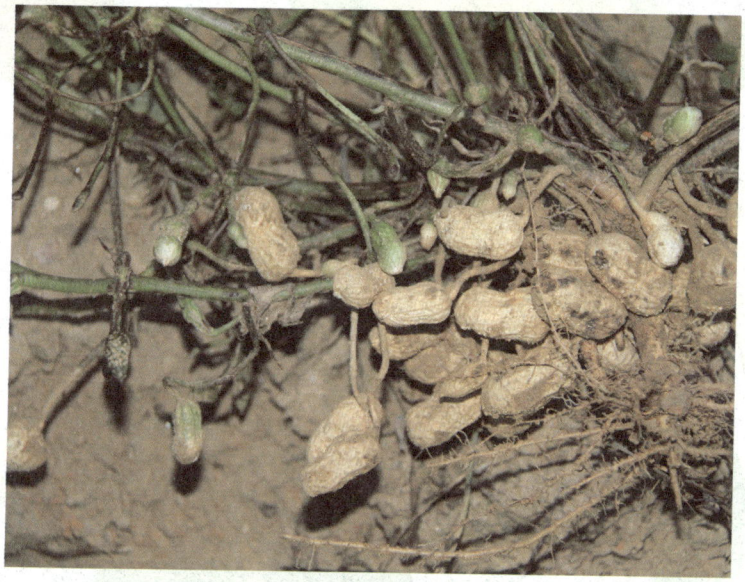

花生

等副作用。

3 富含纤维素的食物搭配宜忌

如马铃薯、地瓜、胡萝卜、黄瓜、青椒、番茄、莴苣、豆类、海菜等，宜与驱虫药同用，能增强肠蠕动，促使虫体随粪便排出。

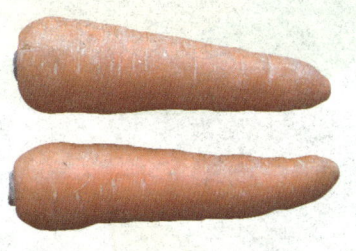

胡萝卜

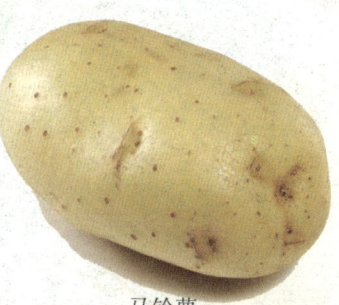

马铃薯

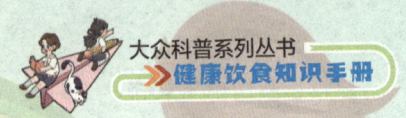

④ 富含钠盐的食物搭配禁忌

如腌肉、腌鱼、咸菜等高钠盐食物,忌与排钾利尿药和抗高血压药同用,以免影响药物的疗效。

⑤ 含钙食物搭配宜忌

如果食用乳制品、黑木耳、鸡蛋黄、黄豆、海带、田螺、芹菜等含钙食物,可与甲状腺素、维生素D、苯巴比妥、苯妥英钠同用,忌与铁制剂(如硫酸亚铁等)、红霉素、甲硝唑、西咪替丁同用。上述忌搭配药物易与钙形成络合物或不溶性物质,延缓或减少药物的吸收。

⑥ 富含维生素K的食物搭配禁忌

如豌豆、卷心菜、韭菜、菠菜及动物的内脏,不宜与

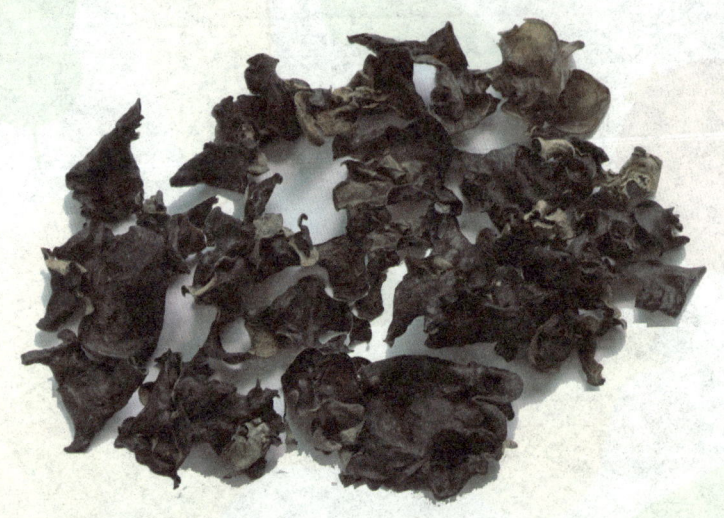

黑木耳

以维生素K为主要成分的抗凝剂合用，因为它们的作用正好相反。

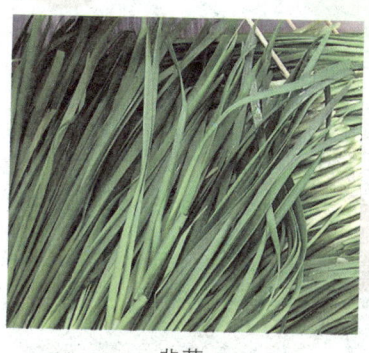
韭菜

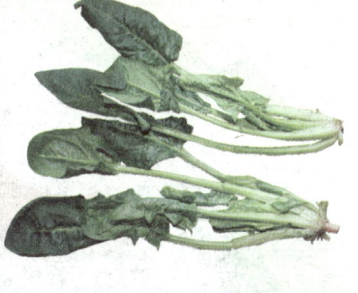
菠菜

7 动物肝脏搭配禁忌

如猪肝、鸡肝、鸭肝，可使酶制剂变性而失去活性，故忌与多酶片、胃蛋白酶、胰酶、淀粉酶等消化酶类药物同用。

三、每天不可少的食物有哪些

1 主食——谷、薯

这些主食每人每天应该吃250～400 g，其中最好有杂粮50 g以上。吃米饭的话，每天2碗米饭（100 g/碗），半碗杂粮。

谷类富含碳水化合物中的淀粉，是人体最主要的能量来源，也是最经济、最安全的能量来源。现在许多人膳食中除大米、小麦外，其他谷类、薯类的摄入量明显减少，这种变化趋势，对维持身体健康十分不利，应尽快逆转。

提倡吃粗粮、杂粮是为了获得更多的营养素，满足人体的需要，提高膳食的合理性。

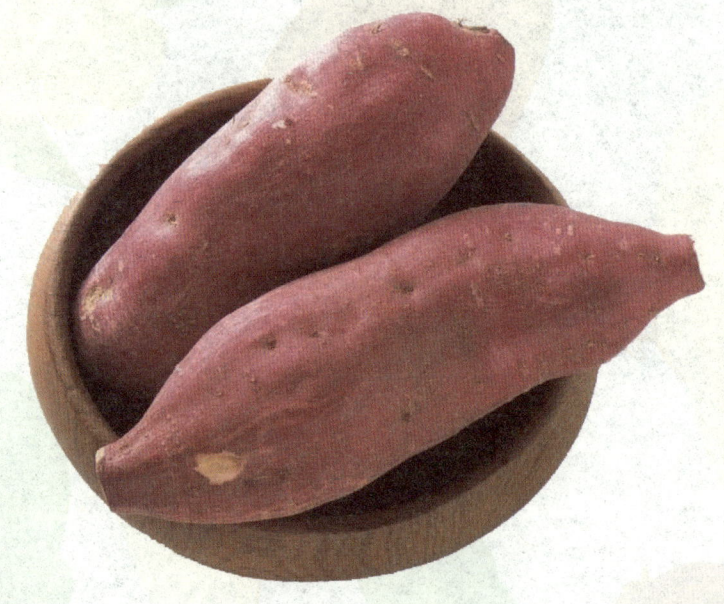

红薯

② 蔬菜和水果

蔬菜和水果各有优势，不能相互取代。要做到餐餐有蔬菜，天天吃水果，水果白天多吃些。新鲜蔬菜每人每天食用300～500 g，其中深绿色的要占一半以上。新鲜水果建议每人每天食用200～400 g，也尽可能选深色的，像深黄色、橙色、红色、紫色等。

近年来，人们悄然形成了一种不合理的习惯，那就是饭后马上吃水果。其实在吃饱的基础上再添加食物,这部分热量几乎全部被储存,从而加重了超重和肥胖的危险。从水果本身的成分和身体消化吸收的特性分析,建议最好在饭后2 h或饭前吃水果。

❸ 鱼、瘦肉和蛋

它们都是动物性食物(荤),是优质蛋白质、脂类、脂溶性维生素、维生素B族和矿物质的良好来源,但各有特点。

对一般中青年人建议:每天1个鸡蛋、50 g左右瘦肉、100 g左右鱼或虾。注意,这只是推荐的大致比例,八分饱足矣,无须每天死搬推荐量。红肉(猪、牛、羊等)要少吃,白肉(鸡、鸭、鹅等家禽)挑着吃,加工肉制品也少吃,鱼虾可

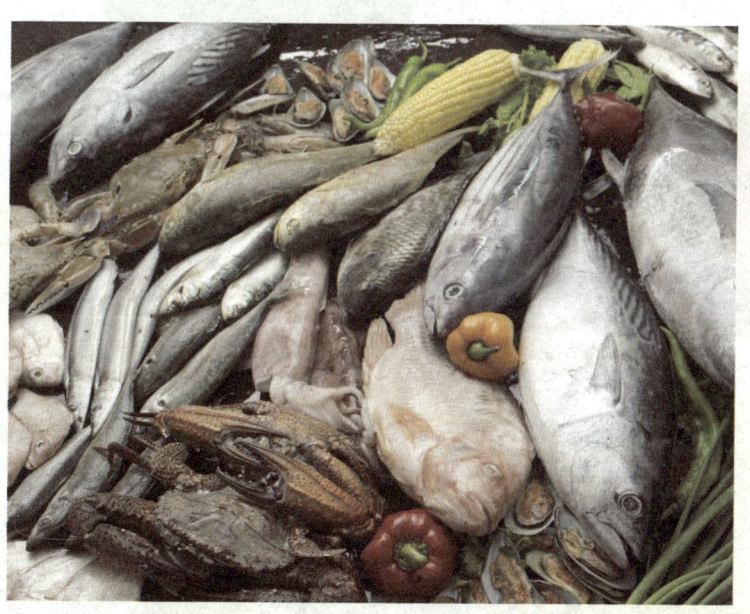

市场上常见的海产品

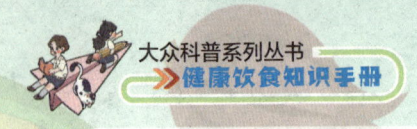

多吃点，海产品和淡水产品轮换着吃。

加工肉制品指的是通过烟熏、腌制或加入化学防腐剂的肉类制品。红肉和加工肉制品是某些癌症的可能的致病原因，因此应限制摄入量。含大量动物脂肪的膳食通常能量较高，增加体重的危险也大，而鱼虾类蛋白质易吸收，有些鱼油具有一定防止动脉硬化和冠状动脉粥样硬化性心脏病（冠心病）的作用（无鳞鱼除外），因此鱼虾类可适当多吃点。

④ 水

水也是膳食重要组成部分，其需要量主要受年龄、环境温度及身体活动强度等影响。饮水不足或过度都会对人体健康带来危害，尤其是老年人容易饮水不足，不要等口干了才想起喝水，要定时主动喝水，应少量多次。

正常人每天所需水不少于2 L。除了从食品中得到水外，直接饮用水要不少于1.5 L，相当于一般300 mL杯子喝5杯，可以上午2杯、下午2杯、晚上1杯，以喝白开水、矿泉水为主，也可以喝茶。

⑤ 奶和豆类

每天一袋牛奶（300 g）、一袋豆奶（250 g或相当于30 g大豆的豆制品，比如一块豆腐干）。

牛奶营养成分齐全、组成比例恰当、消化吸收容易，能提供优质蛋白质和维生素，尤其是钙。为了骨骼、身体的健康要终身不断奶，特殊人群可饮用酸奶或多次少量饮用牛奶以逐渐适应。

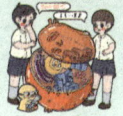

大豆为"绿色牛奶",有牛奶之功,而无牛奶之弊,营养价值也相当高。大豆做成豆浆、豆腐及其他豆制品后,消化吸收率更高。

❻ 油和盐

每人每天用油量为25 g,不要超过30 g;盐用量不超过6 g。

据调查,我国现在食用油每人日均摄入量达44 g,太多了,这样发展下去后果严重,应控制用油。食用油种类很多,选择用植物油(椰子油除外),不要用荤油(鱼油除外)。烹调油应多样化,经常更换种类。我国居民盐摄入量过多,平均值是世界卫生组织建议值的2倍以上。钠的摄入量与高血压发病呈正相关,因而盐不宜过多。

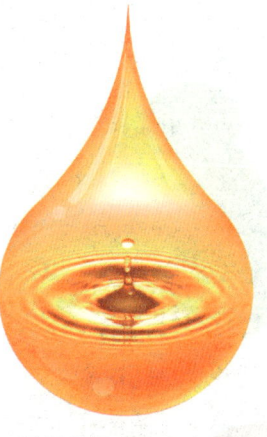

油是做饭必不可少的

限油少盐的清淡膳食有利于健康,既不要太油腻,也不要太咸,不要食过多的动物性食物和油炸、烟熏食物。

四、早晨怎样喝水才健康

❶ 早晨饮用水的选择

早晨饮水的最佳选择是新鲜的白开水。白开水是天然状态的水,经过多层净化处理后煮沸而来,在加热过程中,水中的微生物已经被杀死，开水中的很多元素都是有利于人体健康的。有研究表明，含钙、镁等元素的硬水可以预防心血管疾病。

很多人认为早晨喝淡盐水比较好。其实，这种观点是错误的。在睡眠过程中，人的呼吸、排汗、泌尿等都在消耗着体内的水分，如果在起床之后饮用白开水，可以使血液得

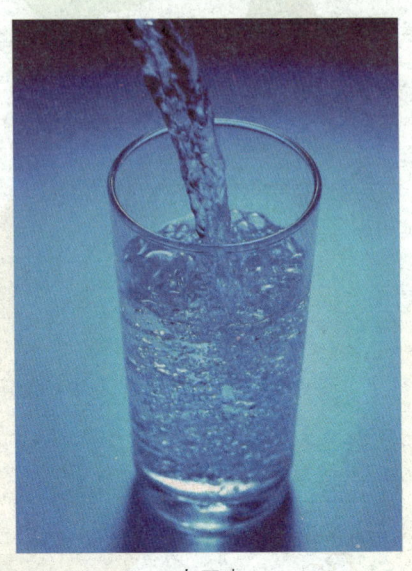

白开水

到稀释，纠正夜间的高渗性脱水。然而，喝盐水会导致高渗性脱水症状的加重，使得口中更干。除此之外，早晨是人体血压升高的第一个高峰，如果喝盐水的话还会导致血压不断升高。

另外，饮料也不是好的选择。例如，汽水和可乐等碳酸饮料中大都含有柠檬酸，在代谢中会加速钙的排泄，降低血液中钙的含量，长期饮用会导致缺钙。其他的饮料则有很明显的利尿作用，在清晨饮用不仅不能有效补充机体缺少的水分，还会导致缺水情况更加严重。

② 早晨饮用水的温度

早晨喝水，应当喝与室温相同的水。为了避免对肠胃有过多的刺激，天冷时可喝温水。研究发现，煮沸后冷却至20～25℃的水，具有特异的生物活性，它比较容易透过细胞

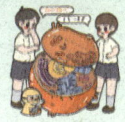

膜,并能促进新陈代谢,增强人体的免疫功能。喝这种水可以保持好的新陈代谢状态,减少疲劳。另外,在头天晚上凉开水时一定要加盖,否则,暴露在空气中太久的开水必然会失去活性,对人体不会起到应有的作用。

③ 早晨的饮水量

一个健康的人每天要喝7~8杯水。特别是在运动量较大或者是天气炎热的时候,饮水量更多。清晨起床后是新的一天身体补充水分的关键时刻,一定不要错过。

④ 早晨喝水的方法

清晨喝水必须是空腹喝,也就是在吃早餐之前喝水,否则就起不到促进血液循环、冲刷肠胃等作用。另外,在喝水的

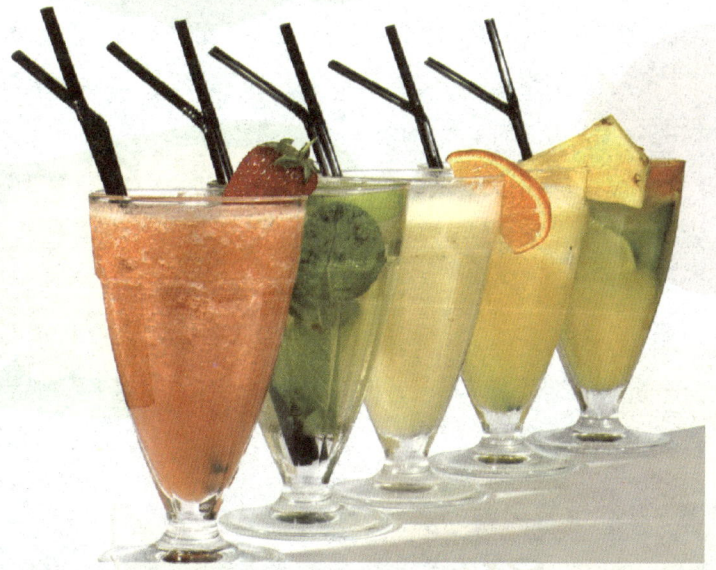

早上来点果汁也不错

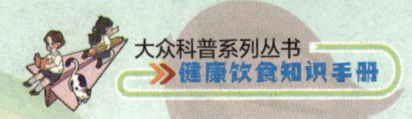

时候应小口喝，这样才能发挥最好的作用。反之，可能引起身体不适，出现头痛、恶心、呕吐等症状。

五、蔬菜怎样吃才健康

对于讲求饮食健康、均衡的现代人而言，蔬菜成了人们关注的焦点，蔬菜沙拉成为各大饭店、市民餐桌上的热门菜肴。凡是能生吃的蔬菜，最好生吃；不能生吃的蔬菜，也不要炒得太熟，尽量减少营养的损失。这是国外流行的"蔬菜吃法"。

① 生食蔬菜迎合"健康风"

随着经济的发展，市民餐桌上早已不缺少大鱼大肉。人们面对琳琅满目的食物，往往有着无从下嘴的无奈，尤其是春节期间，更是甜食、油腻食品不断。而生食蔬菜，则因为营养损失少，成为人们关注的焦点。

所谓生食蔬菜，即新鲜的蔬菜不经过煎、炒、烹、炸、煮等高温加工处理，直接蘸酱、凉拌食用。

直接用来食用的蔬菜也可称作水果蔬菜，如各种番茄（尤其是樱桃番茄）、各种黄瓜（尤其是迷你小黄瓜）等，严格来讲，这类蔬菜并不多，但用于蘸酱生食和凉拌生食的蔬菜可不少。

② 适宜生吃的蔬菜

胡萝卜、黄瓜、番茄、莴苣、白菜、卷心菜、菜花、辣

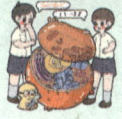

第二章
日常饮食应该科学安排

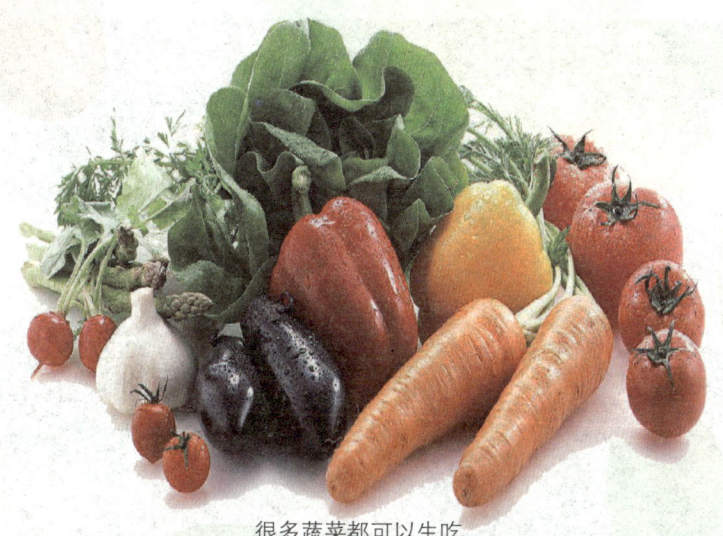

很多蔬菜都可以生吃

椒、洋葱、芹菜等都适宜生吃。除可以凉拌外,还可自制新鲜蔬菜汁。

并非所有的蔬菜均可生吃。富含淀粉的蔬菜(如马铃薯、山药等)必须熟吃,因为如果淀粉粒不破裂,人体就无法消化。

3 生食类蔬菜的制作技巧

生吃蔬菜要注意营养、健康和卫生的统一,提防"病从口入"。因为这类蔬菜不经过高温处理就进行食用,因此安全程度要求非常高。

新鲜、干净、优质、绿色、无农药残留、无病菌、无虫卵、无杂物,是选择生食类蔬菜的标准。

在生吃蔬菜前,必须先对蔬菜进行消毒处理。通常经水冲洗后,再用开水浸烫几分钟,或者用果蔬清洗剂清洗。做菜

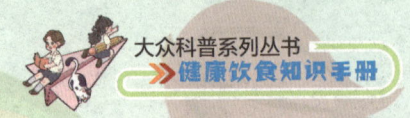

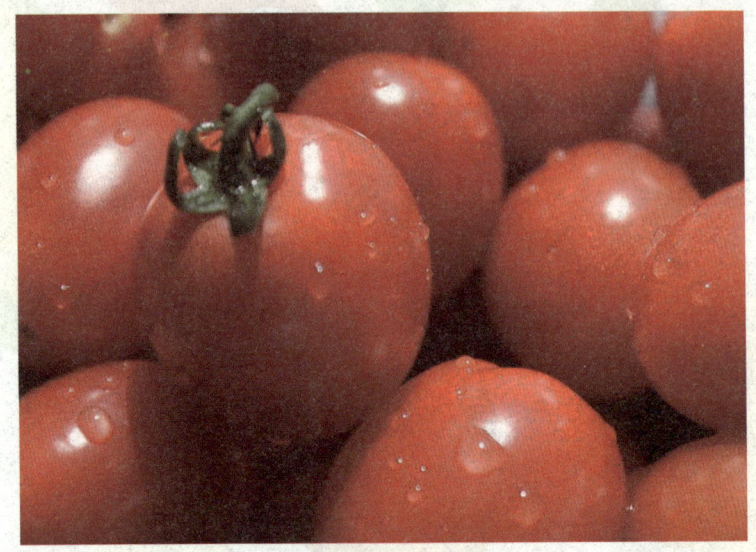

番茄是最常见的生食类蔬菜

前手要清洁、消毒，生、熟食品要分开放，蔬菜、肉类要分开清洗，避免交叉感染等。

在生食类蔬菜装盘前，可以加入有杀菌作用的调料，如葱、姜、蒜、醋、盐、芥末等，以达到杀菌的目的。

六、日常怎样喝饮料才健康

饮料分"硬"和"软"两大类。所谓硬饮料就是含酒精的饮料，像大家熟知的啤酒、香槟等；软饮料是不含酒精的饮料。

在20世纪70年代，市场上常见的软饮料品种屈指可数：柠檬汽水、橘子汽水、盐汽水和酸梅汤。1980年我国一年的软饮料产量还不到30万 t，而现在，我国每年要生产约1.2亿 t软

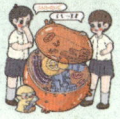

饮料，不能不说惊人，这也是国际饮料巨头咬住中国市场不放的根本原因。

现在的软饮料品种简直多得数不清。难怪有人说，眼都看花了，不知选购哪种好。其实选购饮料首先要做到"知己知彼"。

首先了解市场上的饮料有什么不同，各自的优劣在哪里。然后考虑自己或家人的生活方式和健康状况各适合什么饮料。如肥胖人群和糖尿病患者需无糖饮料，失眠患者要远离含咖啡因多的饮料，老年人喜无糖茶饮料，年轻人最爱碳酸饮料，男人钟情于啤酒，女人偏好木瓜汁……总之，选饮料要因人而异。下面我重点说说年轻人和孩子选择什么饮料最合适。

孩子，少喝点甜味饮料！

买什么饮料给孩子喝最好？在回答这个问题前，先谈一个有趣的现象：为什么孩子都喜欢甜甜的饮料？

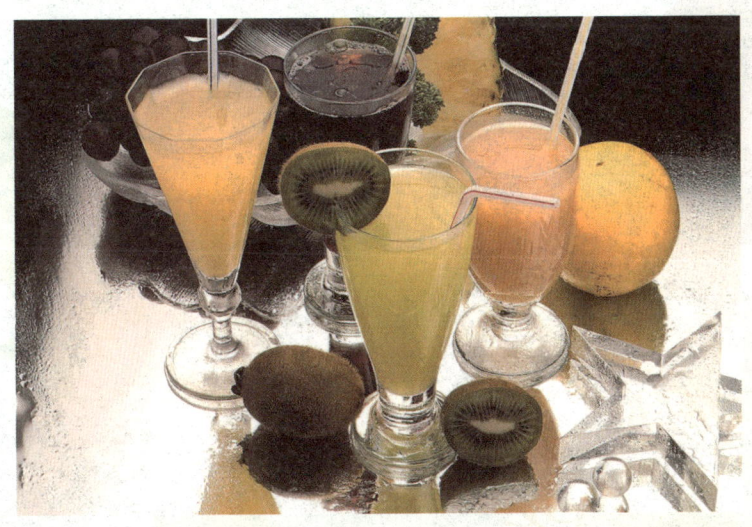

各类果汁饮品

当食物成分溶解于水或唾液中，并作用于舌面上的味蕾时，产生的兴奋传到大脑引起味觉。婴儿一出生味觉就相当敏锐。研究发现，动物的味蕾数为1万~4万个，婴儿有1万个以上，而成人则只有9000个。

有趣的是，婴儿对于酸、甜、苦、咸这四种基本味觉会产生不同的反应：吸吮盐水后，会出现轻微的呼吸抑制现象；对酸味或苦味则做出皱鼻子、噘嘴和不规律的呼吸等拒绝性反应；把甜味液体放到嘴里时，婴儿的表情轻松愉快，并满意地吸吮起来，这可能是因为母乳天然的甜味在婴儿的大脑留下了味觉记忆。

这种敏锐的味觉在人类防御反射机制中占有相当重要的地位，具有保护生命的重要价值。孩子的味觉在婴儿和儿童期最发达，随着他们慢慢长大，机体的防御能力越来越强，味觉也逐渐衰退。

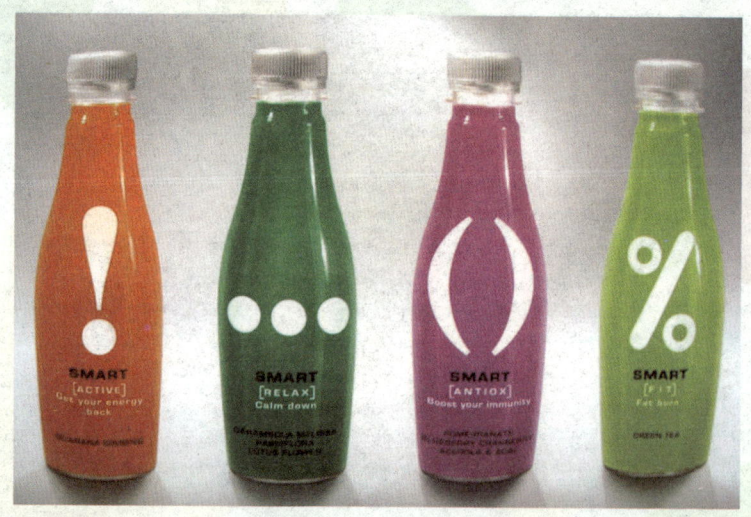

并不是所有饮料都适合儿童

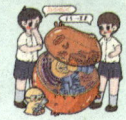

所以,喜欢甜味饮料可以说是孩子与生俱来的天性。孩子对甜味没有抵抗力,对过量的甜味更无法抵挡。问题是,过多的甜味饮料会给孩子带来负面影响。绝大多数甜饮料含有大量糖,而造成当前儿童肥胖的主因之一就是糖摄入太多。因此,家长不能溺爱孩子,任其过量喝饮料。

孩子爱喝饮料也是受到广告宣传影响的结果。各种饮料广告对他们有着巨大的诱惑,家长也被"营养又美味"的宣传语迷惑了。面向儿童的饮料大致分为矿泉水、纯净水、果汁饮料、乳饮料及碳酸饮料等几类,其中,口味甜酸的饮料最受孩子的喜爱。酸酸甜甜的饮料喝下去,是否真的有助于孩子的健康?

① 果汁饮料

果汁饮料的大部分成分是水和糖,水果香味主要来自外加的水果香精,纯果汁含量通常只有10%,营养物质被稀释,营养价值大打折扣。因此,果汁饮料提供的主要是糖分,摄入过多的糖分会降低孩子的食欲。常饮果汁饮料少喝水的孩子,常常食欲不振,多动,脾气乖张,身高、体重不达标。

② 纯果汁

相对来说,纯果汁营养比较丰富,有的果汁中还有少量果肉沉淀,能够适当补充维生素,比较适合儿童饮用,但不能每天喝,或一次性大量饮用。

③ 碳酸饮料

可乐等碳酸饮料不宜给孩子多喝,其含糖量高,长期饮

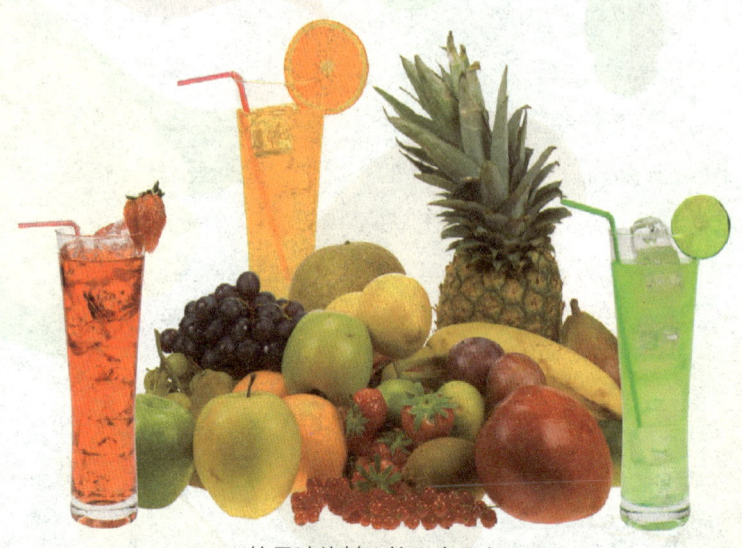

纯果汁饮料比较适合儿童

用非常容易引起肥胖,并给孩子肾脏带来很大的负担,也不利于牙齿健康。

④ 矿泉水

天然矿泉水可补充人体必需的微量元素,对孩子健康有益。不过,目前市场上销售的矿泉水质量良莠不齐,购买时应注意选择。

七、蚝如何吃才健康

若要吃生蚝,就要购买带壳和产地不受污染的才可,且应选肉质柔软隆胀、黑白分明的为佳。而去壳的蚝则要以肉身丰满、边缘乌黑且带有光泽,汁液澄清且无异味的为佳。此

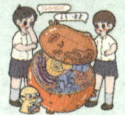

外,这类海鲜极易受海洋重金属的污染,因此食材来源远比价格的高低更重要。

若买回的蚝还沾有小片硬壳,可先放入些盐,用手抓一抓、搓一搓,再用水清洗,便可轻易将壳分离。而加入浓盐水,即可将泥沙、脏污及黏液等清洗干净,另外蚵仔也可用些许生粉来清洗,如果担心蚝受到化学物质污染的话,也可将蚝放入盛满萝卜泥的锅中抓一抓,使其沾满萝卜泥,再捞起泡水、冲洗,洗两三次,将黏附的萝卜泥洗净即可。

如果要将蚝保存,最好能先将其煮熟后再冷藏为佳。如果是尚未经处理的生蚝,则最好连壳放入冰柜冷冻。

一般在吃生蚝前,会用热水烫过,再放入充满冰块的水

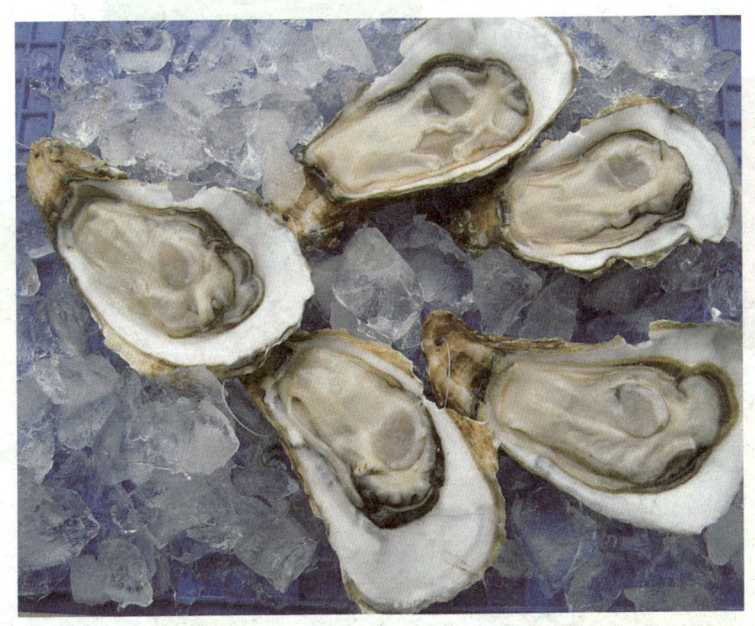

冰岛生蚝

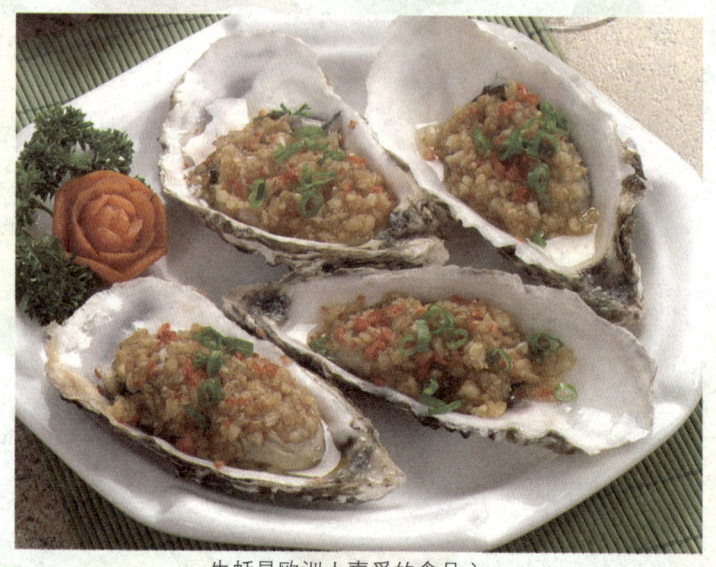

生蚝是欧洲人喜爱的食品之一

中,如此可使生蚝热胀冷缩,让肉质的鲜甜保留住,除去生蚝上的残留物质。然后蘸酱料可随个人喜欢。而若要熟食时,切记不能将蚝加热过度,否则肉质会变硬,失去鲜美的滋味。

八、为什么要少吃油条

中国人对油炸食品可以说是"爱吃没商量",什么肉、豆腐、蔬菜、马铃薯,甚至是苹果、香蕉之类都可以下锅油炸。国人的煎炸技术也很是高超,什么挂糊炸、焦炸、酥炸、干炸、软炸等等,各有千秋。

这些煎炸食品中,最多见的莫过于油炸的主食,尤其是油条和油饼更是传统的方便早餐。可惜,在营养学家眼里,色香味俱佳的煎炸食品实在不值得提倡。

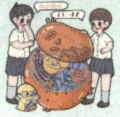

1. 降低了食品原有的营养价值

所谓煎炸,就是食品在沸油中受高温的煎炸。食用油的沸腾温度通常在150~300 ℃,在这样的高温下,维生素B_1很快就会全军覆没,维生素B_2和烟酸损失大半,蛋白质的消化吸收率下降……如此,食品中原有的营养只剩下三成,还能够算作理想的食品吗?

2. 煎炸过程会使油中产生许多有害物质

植物油在高温下不稳定,容易发生水解、聚合、氧化等反应,不仅使油脂中的必需脂肪酸大量损失,而且产生有毒有害物质,甚至会产生多种致癌物质。油在高温下煎炸10 min之后,已经发生明显的变化:颜色变深、黏稠、腻口、容易冒烟等。这说明油已经变质,不适合食用了。可是,炸鸡的油每周一换,炸羊肉串的油两三天一换,炸油饼的油最快也要一天一

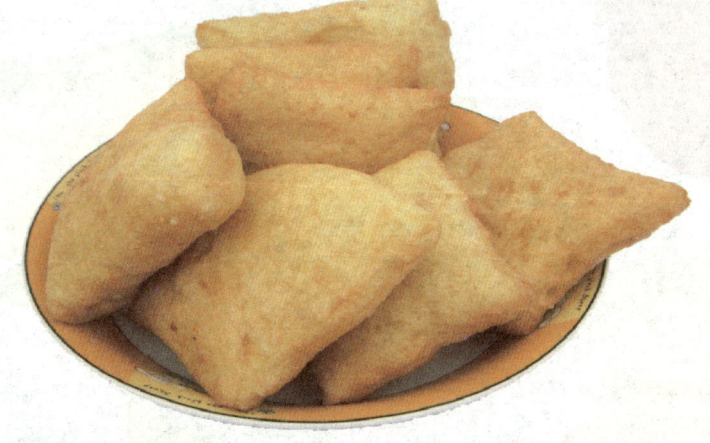

玉米油饼

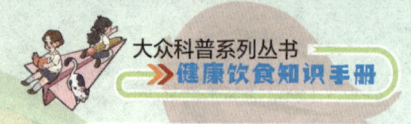

换。那么想想看，他们所炸出来的食品中，要残存多少有害物质？

③ 煎炸食品时会加入有害物质明矾

为了使面食煎炸后酥脆可口，人们想出了不少办法，主要是在面粉中加入明矾等物质。炸薄脆时，不可避免地要加入明矾等发泡剂，有些人甚至加入洗衣粉，让泡又多又大。高温加上这些碱性物质，将面中的维生素B_1和维生素B_2破坏殆尽。食品中残留的明矾含铝，在人体内积存可能导致阿尔茨海默病等疾病发生。

④ 煎炸食品所产生的油烟严重侵害人体健康

煎炸食品所产生的油烟，是重要的空气污染源，其中含有多种有毒、致癌物质。居民区车辆不多，主要的污染来自饮食小摊，尤其是煎炸摊。油烟进入肺部，深入全身；油烟也停留于面部皮肤，使容颜衰老。为了自己的健康，一定要远离煎炸食品。如果特别想吃，最好吃自己用新鲜油煎炸的食品，并记住赶紧把剩油处理掉，最好是将油一次用完。

九、哪些食物适合春季吃

关于自然界的规律，有这样一种说法，即春生、夏长、秋收、冬藏。在春季的时候，春阳升发，乍暖还凉，此时一定要适当调节饮食，而且还要有目的地选择一些适合春季的食物。

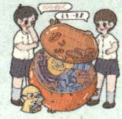

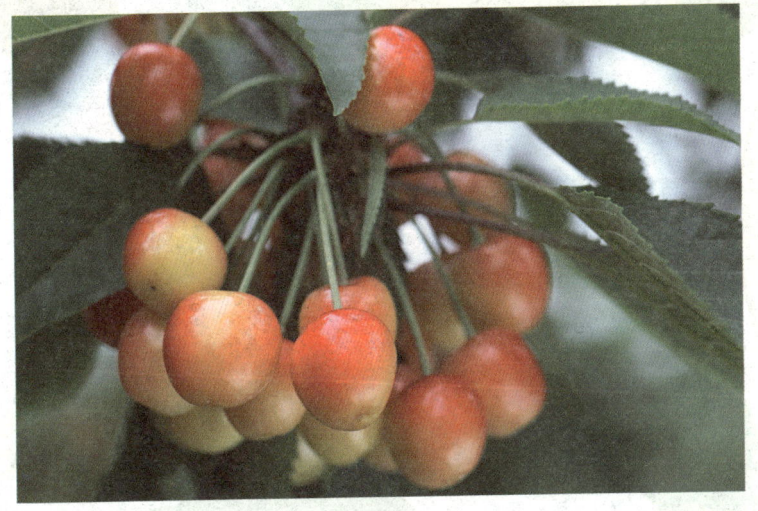

樱桃

① 樱桃

樱桃被称为"春果第一枝"。随着科学技术的不断发展，我国各地都有樱桃。樱桃果实肉厚，味美多汁，色泽鲜艳，营养丰富，特别是含有丰富的铁。其含铁量居水果首位。樱桃性温，味甘微酸，具有补中益气、调中益颜、健脾开胃的功效。在春季食用樱桃，可以发汗、益气、祛风及透疹。另外，这里特别需要提醒的是，樱桃属火，不可多食，特别是那些患热病的人。

② 韭菜

韭菜四季常青，可终年供人食用，但是，在春天吃韭菜是最好的。韭菜不但可以作为调味品，而且还是营养丰富的佳蔬良药。在春季,由于春寒料峭,需要保养阳气。而韭菜性温,最宜养护人体阳气,所以春季常吃韭菜,可增强人体脾胃之气。因为韭菜不容易被消化,所以在食用的时候一定要适量,否则就会出现身体不适的症状。

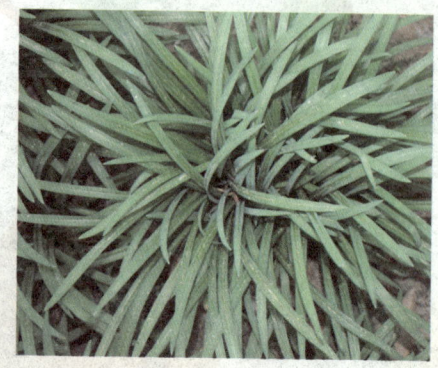

韭菜

3 菠菜

在一年四季中,菠菜最为常见。但是春季是最好的食用季节。它不仅可以解毒,而且还能防春燥。中医也认为菠菜性凉,能养血、止血、敛阴、润燥。由于菠菜含有丰富的草酸,不利于人体吸收钙和铁,所以在食用菠菜的时候应当先用沸水烫软,捞出再炒。

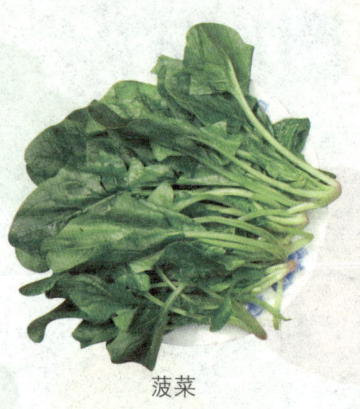

菠菜

4 葱

葱中含有的营养物质主要有蛋白质、糖类、胡萝卜素、维生素B_2、维生素C,以及矿物质钙、镁、铁……其有着丰富

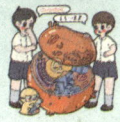

第二章 日常饮食应该科学安排

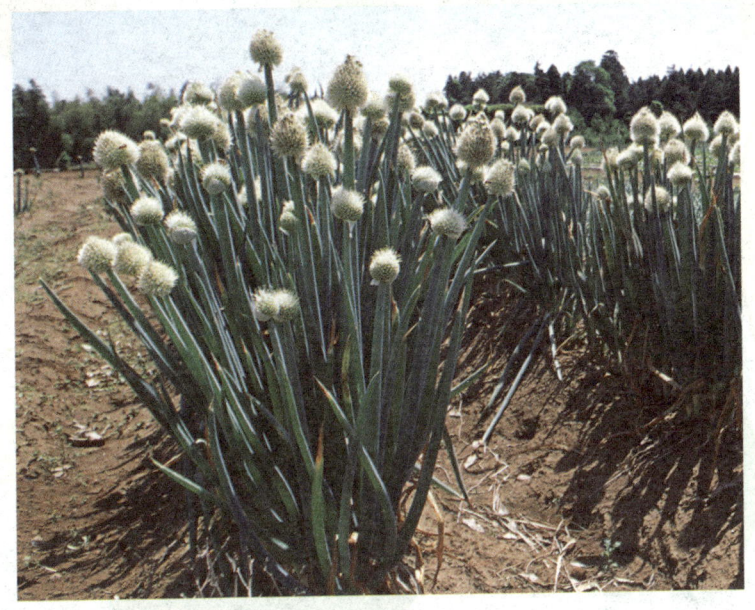

葱

的营养。在人们吃饭的时候，可以用葱来做调味品，不仅可以增加营养，还可以提高食欲。

现代药理研究表明，葱能刺激汗腺以发汗解表，促进消化液分泌而健胃增食。另外，葱还可以杀菌，特别是对抑制痢疾杆菌和真菌效果更好。国外研究还发现，葱有软化血管、降低血脂的作用。

冬末春初，立春前后的葱是一年中营养最丰富，也是最嫩、最香、最好吃的时候。在这个季节多食用葱，可以降低感冒发生率，治疗肠胃病。

另外，在寒冷天气，人们吃荤食的时候可以配些葱来吃，不仅可以增强食欲，还可以预防冬季呼吸道传染病。

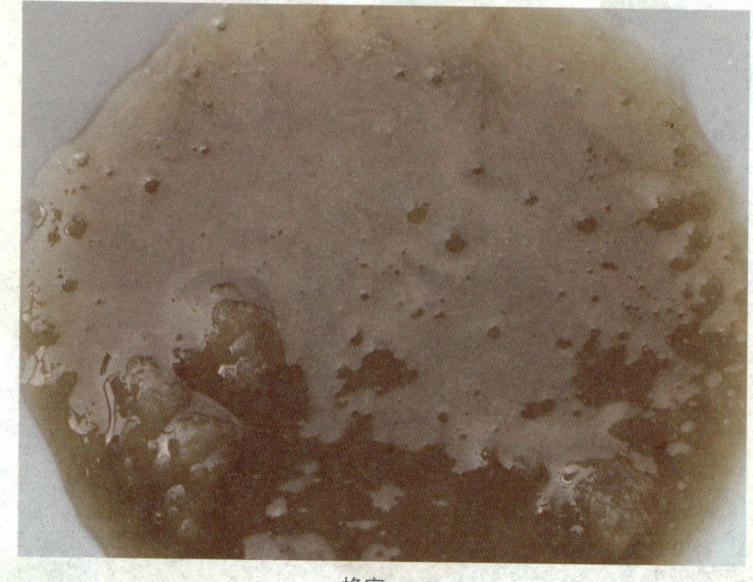

蜂蜜

⑤ 蜂 蜜

在春季，最理想的保健饮品是蜂蜜。每天早晚各饮用一杯蜂蜜水，既可润肠通便，又可预防感冒，清除体内毒素。

十、夏季如何合理饮食

① 讲究饮食卫生

夏季饮食卫生特别重要。必须养成良好的饮食卫生和个人卫生习惯。不要买变质的食品；饭菜最好现做现吃；生吃瓜果要清洗消毒；在做凉菜时，应加蒜泥和醋，既可调味，又能杀菌，还有增进食欲的作用；即使天气再热，饮食上也不可过

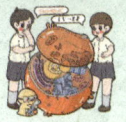

分贪凉，以防止病原微生物乘虚而入。

② 夏季最宜清补

在饮食滋补方面，热天以清补、健脾、祛暑化湿为原则。肥甘厚味及燥热之品不宜食用，而应选择具有清淡滋阴功效的食品，如鸭肉、虾、鲫鱼、食用菌类（香菇、平菇、银耳等）、薏米等。经合理烹调，可做成多种美味佳肴，不仅能增进食欲、补充营养，而且可消暑健身。此外，还可进食绿豆粥、扁豆粥、荷叶粥、薄荷粥等"解毒药粥"，它们不仅具有一定的清热生津功效，而且美味可口。

另外，在高温环境下，人体内蛋白质代谢加快，能量消耗增多，因此蛋白质的供应必须酌量增加，每天的摄入量在100～120 g为宜，且要求一半以上为鱼类、鸡肉、蛋、奶和豆制品等优质蛋白质，以满足盛夏机体代谢的需求。同时，为增

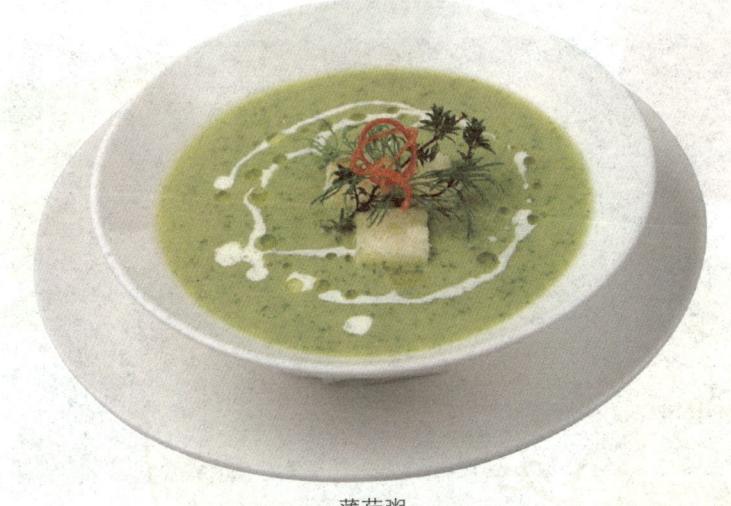

薄荷粥

进食欲,在饮食制作方面应力求烹调可口,注意花色品种的增加和变化,亦可适量选用一些辛香类调味品。

3. 注意补充盐分和维生素

盛夏,人体大量排汗,氯化钠损失比较多,故应在补充水分的同时,注意补充盐分。每天可饮用一些淡盐开水,以保持体内酸碱平衡和渗透压相对稳定。营养学家建议。高温季节最好每人每天能补充维生素B_1、维生素B_2各2 mg,钙1 g,这样可减少体内糖类和组织蛋白的消耗,有益于人体健康。故在夏日应多吃一些富含上述营养成分的食物,如西瓜、黄瓜、番茄、豆类及其制品、动物肝脏、虾皮等,亦可饮用一些水果汁。

4. 夏日勿忘补钾

夏日出汗多,随汗液流失的钾离子也比较多,由此造成低血钾现象,会引起人体倦怠无力、头昏头痛、食欲不振等症

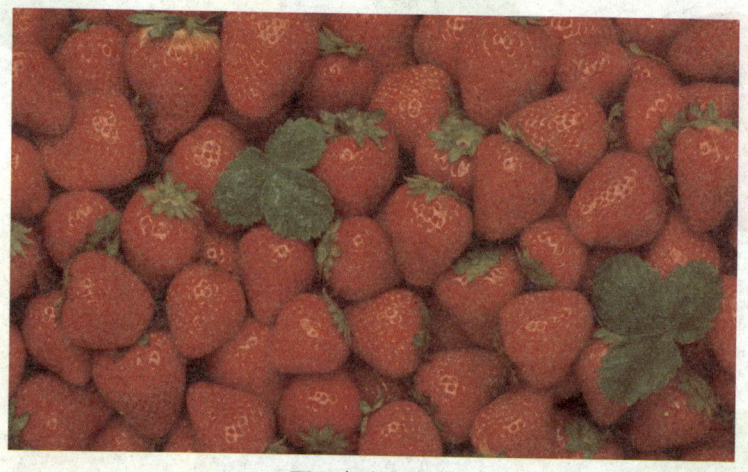

夏天多吃些草莓

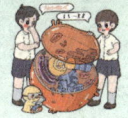

状。热天防止缺钾最有效的方法是多吃含钾食物，新鲜蔬菜和水果中含有较多的钾，可多吃些草莓、杏、荔枝、桃、李子等；蔬菜中的大葱、芹菜、毛豆等也富含钾。茶叶中亦含有较多的钾，热天适量饮茶，既可消暑，又能补钾，可谓一举两得。

⑤ 不可过食冷饮

天气炎热时，适量吃些冷饮能起到一定的解暑降温作用。雪糕、冰砖等冷食是用牛奶、蛋粉、糖等材料制成的，不可食之过多，过食会使胃肠温度下降，引起不规则收缩，可诱发腹痛、腹泻等，严重时可损伤脾胃或导致胃肠功能紊乱。

十一、秋季如何合理饮食

秋天是寒暑交替的季节，昼夜温差较大，冷暖多变，极易发生疾病或引起旧病复发。加之秋收食物品种丰盛，大家难免食欲大增，秋季也就成了胃肠道疾病的多发季节。胃肠道对寒冷的刺激非常敏感，如果不注意防护，不注意饮食和生活规律，就会引发胃肠道疾病，所以应根据气候变化，搞好保健防病，防患于未然。

① 多吃水果

秋季气候干燥，空气中缺乏水分的滋润，特别容易出现便秘，应

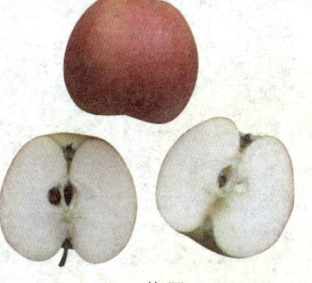

苹果

该多吃水果补充水分。最好是顺着大自然节气吃时令水果，不要因为运输方便、科技发达而选择反季节水果，那样反而容易影响身体健康。尤其应避免瓜类，因为"秋瓜坏肚"，像西瓜、香瓜易损脾胃，不妨适量吃苹果、柿、柑橘、梨、葡萄和龙眼等水果。

 多吃滋阴润燥的食物

秋天要多吃些滋阴润燥的食物，避免燥邪伤害，少摄入辛辣、多增加酸性食物。饮食应以温、软、淡、素、鲜为宜，要注意忌嘴，不吃过冷、过烫、过硬、过辣、过黏的食物。多吃些易消化的食物，少吃沙拉等凉性食物。宜吃富有营养又易消化吸收的食物，如鱼类、蛋、豆类、鸭肉、鸡肉等副食，以及新鲜蔬菜和水果。还可适当多吃些滋阴润燥的食

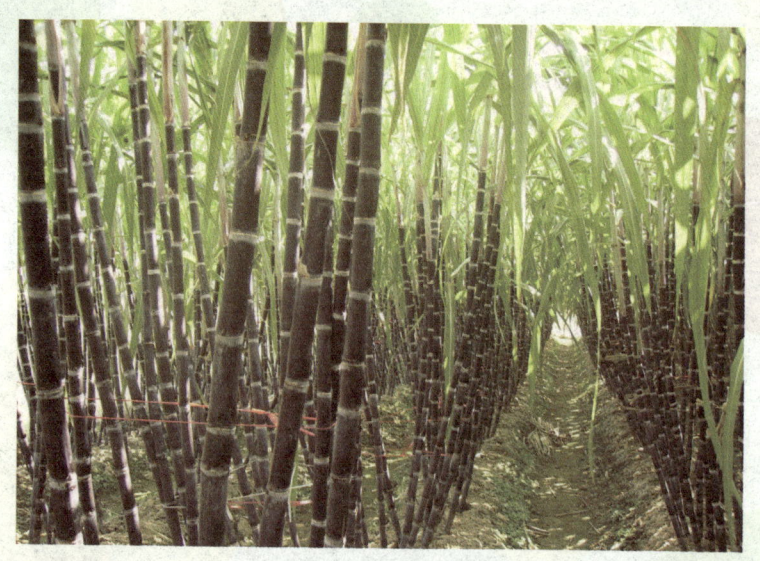

甘蔗适合秋季吃

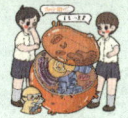

物，如百合、芝麻、核桃、糯米、银耳、蜂蜜、甘蔗等。少食葱、蒜、姜、辣椒等辛辣刺激性食品。狗肉、羊肉等温热食物，除非阳虚体弱者，应尽量少食或不食。平时还应多饮些水，以补充体内水分。胃病患者要做到少吃多餐、定时定量，使胃中经常有食物中和胃酸，防止侵蚀胃黏膜和溃疡面而加重病情。

③ 多喝乳酸菌奶

经常感到肠胃不舒服、消化不良的人应该多喝乳酸菌奶。乳酸菌可以分解鲜奶中的乳糖而产生大量的乳酸，使人体肠道呈酸性。这种酸性环境，不利于腐败菌的生存和繁殖，可抑制腐败菌在人体内的产毒作用。同时，乳酸菌奶中所富含的乳酸菌还具有清理肠道、促进消化的作用，有"肠胃清道夫"的美誉。常喝乳酸菌奶更有利于解决消化不良、便秘、腹泻、胃溃疡等肠胃四大毛病，从而保护肠胃的健康。

十二、冬季宜吃哪些食物

进入冬季，气温降低，人体为了更好地抵御寒冷，入冬以后，宜吃下列食物：

① 羊肉

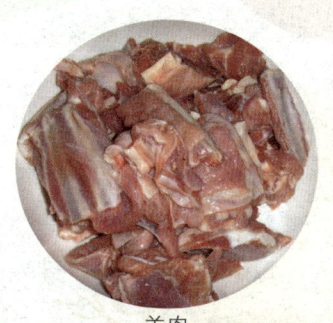

羊肉

羊肉，性温，味甘，为助元阳、补精血、益虚劳之食物，有暖中补虚、开胃健力的功用，是冬季最好的滋补强壮食品。羊肉蛋白质含量较高，脂肪比牛肉略多，胆固醇含量低，这对体虚胃寒、阳虚怕冷、四肢欠温，以及慢性气管炎咳喘、肺结核咯血、产后气血两虚、贫血等虚寒体质颇有裨益。汉代医家张仲景创制的当归生姜羊肉汤，就是流传至今的温补气血名方，确有很好的效果。

牛肉，性温，味甘，有补中益气、滋养脾胃、强筋健骨的作用。牛肉含丰富蛋白质。其中含必需氨基酸甚多，而脂肪较少，胆固醇含量也不高。因此，中老年人及体质较差者，皆可在冬季

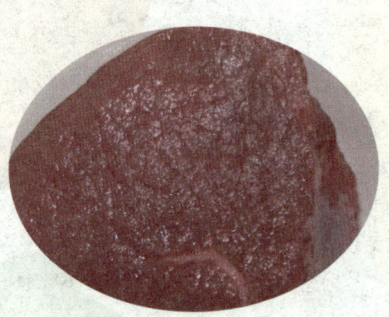

牛肉

经常吃些牛肉。尤其是对脾虚久泻甚至脱肛、面浮足肿、脉象虚弱之人，更为适宜。古有霞天膏治脾虚久泻，即系黄牛肉熬制而成。凡慢性腹泻者，入冬后用黄牛肉煮浓汁喝，效果好，有健脾止泻之功。

雀肉，性温，味甘，无毒，能壮阳益精，暖腰膝，缩小便。唐代孟诜曾说："雀肉十月以后，正月以前食之，续五脏不足气，助阳道，益精髓。"

④ 雉 肉

雉肉,俗称野鸡肉、山鸡肉。根据前人经验,野鸡肉只适宜在冬季食用,其他时节不宜多食。《随息居饮食谱》云:"冬月无毒,春、夏、秋皆毒。"

⑤ 莲 子

莲子有滋养、安神、益气、补虚等功用,也是冬令进补佳品。中医认为,莲子的特点是既能滋补,又能固涩。所以,心悸、失眠、体虚、遗精、多尿、慢性腹泻之中老年人,女性白带过多者,冬季常食更为适宜。

⑥ 大 枣

大枣为强壮滋补食品,且性温,味甘,具有养血益气、补脾健胃、生津止渴、强壮体力等功效。入冬以后,宜常将大枣煨烂后食用,或配合莲子、银耳,或是山药等煨食,有很好的调养补益效果。

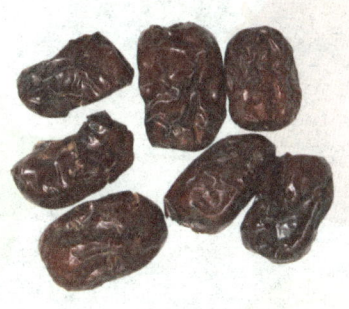

大枣

⑦ 白 酒

冬令气温低,喝少许酒能促进血液循环,疏通经络。《本草拾遗》记载:"酒,通血脉,厚肠胃,润皮肤,散湿气。"《养生集要》亦云:"酒者,能益人,节其分剂而饮之,宣和百脉,消邪却冷也。"因

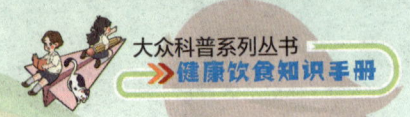

此，许多人一到冬季多喜饮用一些补酒，更是有道理。除了白酒的作用外，还加入一些补益强壮的人参、鹿茸、海马、杜仲、肉桂、枸杞子之类的药物，更具有温补健身之效。

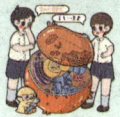

第三章　教你如何选购健康食品

一、如何鉴别水果的质量

果品品质鉴别主要从果形、色泽、大小、成熟度、损伤与病虫害等方面进行。

① 果　形

果品形状是质量的重要特性，每种果品都有其典型形状。根据形状即可判定果品的质量。凡是具有果品的典型形状的，说明其生长情况正常，质量就较好；那些因缺乏某些肥料和病虫害引起的畸形果实，质量就差。

② 色泽和大小

果品的色泽由不同色素形成，它能反映果实的成熟度和新鲜度。新鲜水果具有鲜艳的色泽。当色泽改变时，新鲜度就降低，品质也随之下降。果品的大小在一定程度上也反映了果品的成熟度和质量。同一品种，个头大的一般要比个头小的发育充分，可食部分多，质量优良。

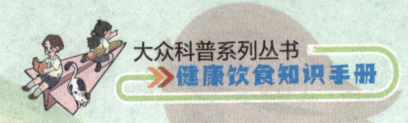

③ 成熟度

成熟度是果品的重要质量指标。果品成熟的过程，也是其化学成分和生理活动不断变化的过程。因此，成熟度对于果品的风味质量和耐贮性有重大影响。一般成熟度好的果品，不仅食用价值高，而且耐贮藏；未成熟或过于成熟的果品，则质量及耐贮性均较差。

④ 损伤与病虫害

果品在采收、运输、销售过程中，可能造成压、碰、摔、刺伤，破坏了果品的完整性，而引起微生物感染，降低果品的质量。

以下介绍几种果品的质量鉴别方法：

（1）梨。

梨的质量鉴别一般分为品种鉴别和品质鉴别两个方面。品种鉴别主要看品种的优良性状。凡好的品种（如：京白梨、南果梨、鸭梨、长把梨、苍溪梨、大黄梨、巴梨、茄梨）一般具有果皮薄、有光泽；果肉脆嫩，汁多味甜，果心小，香味浓等特点。

品质鉴定主要是观外表。凡果实大小适

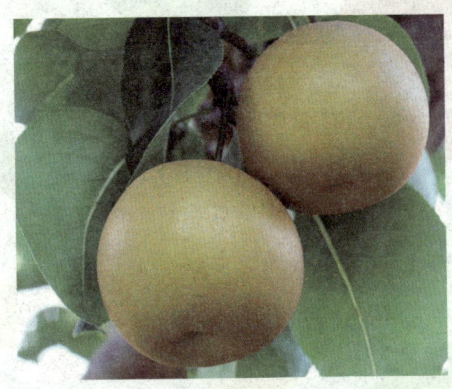

京白梨

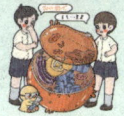

当，果形完整，无病虫害，果皮平滑，花萼凹陷，色泽好的果为佳。

（2）苹果。

苹果以果实的成熟度、有无机械伤及病虫害程度为鉴定指标。苹果的成熟度主要从形态、色泽、软硬度、风味等方面进行判断。一般以感官凭经验来判断其优劣。其要求是：色泽鲜艳，香味浓郁，风味适口，形状端正，即所谓"色、香、味、形"四大检验点。果形以无畸形，光滑，无刺伤、硬伤，肉质绵软，坚实为佳，通过手测软硬和掂估重量，看其肉质的松密，并由口尝甜酸滋味做出判别。

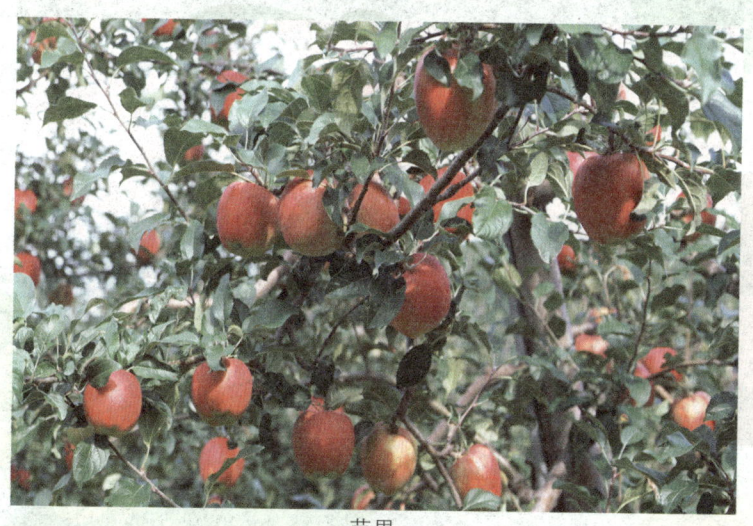

苹果

（3）桃。

桃的品质的鉴别，应根据品种产地和上市时间，再应用观察、剥皮、尝味等具体方法进行鉴别。

观察：即对果形部分进行鉴别。包括果实大小、形状

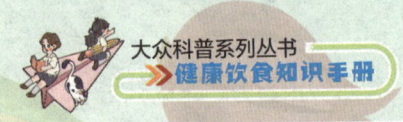

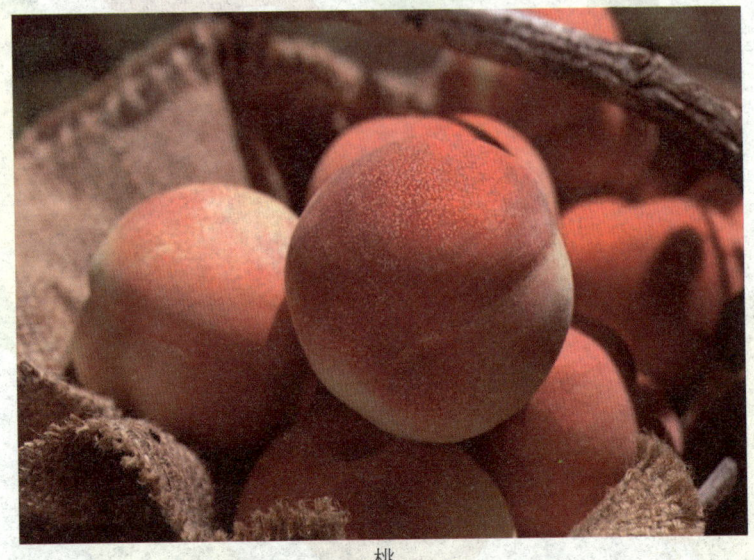

桃

特征、底色和彩色的程度等方面。以果实大小适当、形状端正、色泽漂亮者为上品。

剥皮：即对果肉部分进行鉴别，包括果皮是否容易剥开，肉色、肉质软硬和纤维多少等。以皮薄易剥、肉色纯净、粗纤维少、肉质柔软者为上品。

尝味：即对风味部分进行鉴别。包括液汁的多少、甜酸程度、香味的浓淡等。以汁多、甜味、香味浓的为佳品。

（4）柑橘。

柑橘有品种鉴别和品质鉴别。品种的优劣主要取决于该品种特有的色、香、味。凡色泽鲜艳、香气浓、甜味足或甜酸适口、汁多的属优；反之，皮色暗淡、无香气、酸多汁少的为劣。

品质鉴别应从果形、果色、果面、果汁、风味等方面进

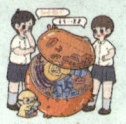

行。果形端正；果色应基本转黄或橙红、鲜红，局部微带绿色；果面应清洁、光亮；果汁含糖量10%以上，含酸1%左右，有香气，无苦味者为上品。青子、瘪子、裂果混杂的质量就差。

尝风味：肉质嫩脆且无韧性感觉，果浆多而浓，甜味足，酸味少，带有香味者为上品。反之，肉质韧性似"橡皮圈"，甜少酸多的则为下品。

（5）樱桃。

樱桃以色泽鲜艳，粒大均匀，核小，味甜多汁，肉质软糯，离核；无残果，无青品，无烂品；无熟软，无裂皮，无渗水者为优良。

（6）草莓。

草莓以外观和风味来鉴别品质优劣。凡果形整齐，颗粒大，色泽鲜艳，汁液多，香气浓，甜酸适口者为佳品。

（7）香蕉。

香蕉以香芽蕉最上，龙芽蕉次之，粉蕉再次，大蕉列

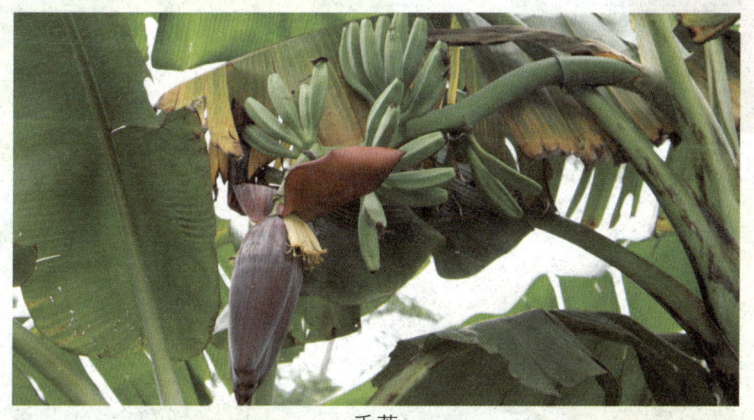

香蕉

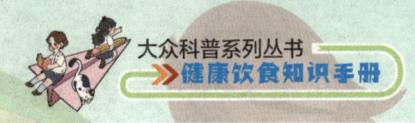

后。以香蕉本身的品质来说，则要求果实肥壮，成熟适度，成色新鲜，无病虫害，无伤烂，色、香、味俱全为佳。

（8）荔枝。

荔枝以鲜为贵。以色泽鲜艳，个大核小，肉厚质嫩，汁多味甜，富有香气者为上品。

二、怎样选购猪肉

1. 新鲜猪肉

新鲜的猪肉通常表面有一层微干或湿润的外膜，呈淡红色，有光泽，切断面稍湿、不黏手，具有鲜猪肉正常的气味。肌肉结实而有弹性，指压后凹陷立即复原，不黏手，不软化。脂肪有其固有的色泽，无腐败味；烧熟后肉汤透明澄清，脂肪团聚集上浮于表面，具有肉的香味。

2. 变质猪肉

变质猪肉表面极度干燥或湿润、黏腻而带淡绿色，常生霉；肌肉切面呈暗红色，有时呈绿色或灰色，柔软无弹性；脂肪呈灰色并带污秽，伴有腐败味而黏手。腐败变质肉由于蛋白质被严重分解，组织失去原有的弹性而出现不同程度的腐烂，用指头按压后凹陷，不但不能复原，有时手指还可以把肉戳穿。烧熟后肉汤混浊，有黄色或灰白色絮状物，脂肪极少浮于表面。

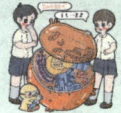

③ 注水猪肉

注水猪肉因为含有多余的水分,色泽呈淡红色,有的偏黄,显得肿胀,注水猪肉较正常的猪肉要亮。

最好的鉴别方法:肉经注水后,水会从瘦肉中渗出。割下一块瘦肉放在盘中,稍待片刻就会有水渗出。另外,用卫生纸或吸水纸贴在瘦肉上,用手紧压,待纸湿后揭下,用火柴点燃,如果纸不能燃烧,说明肉中注了水。

另外,千万不能食用病死猪肉。正规的定点屠宰场有严格的检疫措施,对查出的病害猪肉要进行无害化处理。因此,在购买猪肉时,首先要看是不是正规定点屠宰场屠宰的猪肉,其次要对猪肉进行感官鉴别。常见病害猪肉有以下两种:

(1)米猪肉。

米猪肉也就是患有猪囊尾蚴病的死猪肉,人食用这种猪肉之后,会危害人体健康。感官鉴别米猪肉的主要手段是注意其瘦肉切开后的横断面,看是否有囊虫包的存在,如果在切面上发现一些如石榴粒(或米粒)一般大小的水泡状物,就可以断定其为米猪肉。

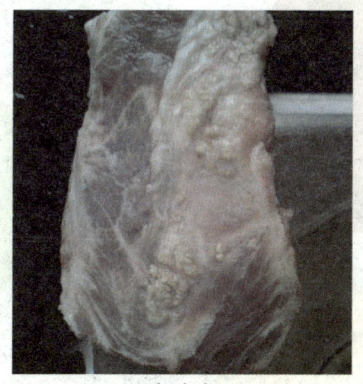

米猪肉

(2)有淋巴结的病死猪肉。

有淋巴结的病死猪肉的淋巴结是肿大的,其脂肪为浅玫瑰色或呈灰红色、黄色、绿色等异常色泽,肌肉色泽暗红或

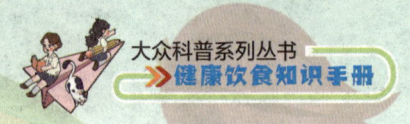

带有血迹，肌肉松软，肌纤维弹性差；血管充满了凝结的血液，其中最为明显的是毛细血管。

三、怎样选购鸡蛋

鸡蛋含有丰富的蛋白质，是生活中经常食用的食品之一，那么怎样选购鸡蛋呢？如何才能购买到新鲜的鸡蛋呢？下面告诉大家一些选购鸡蛋的方法。

现在农贸集市上供出售的鸡蛋主要有两种：体积稍小的是草鸡蛋，这种蛋不仅营养丰富，而且味道也鲜美；体积稍大的是肉鸡蛋，味道比前者略欠，因而价格也稍低。这些从鸡蛋的体积大小和价格的贵贱之上就能分辨。

当然，在选购鸡蛋时，最关键的是怎样通过鸡蛋外形区别出鲜蛋、陈蛋和坏蛋。一般来说主要有以下几种简单的方法。

用眼睛观察蛋的外观形状、色泽、清洁程度。质量较好的鲜蛋，蛋壳清洁、完整、无光泽，壳上有一层白霜，色泽鲜明。稍差的鲜蛋，蛋壳有裂纹、硌窝现象，蛋壳破损、蛋清外溢或壳外有轻度霉斑等。更次一些的鲜蛋，蛋壳发暗，壳表破碎且破口较大，蛋清大部分流出。不新鲜的鸡蛋，蛋壳表面的粉霜脱落、壳色油亮，呈乌灰色或暗黑色，有油样浸出，有较多或较大的霉斑。

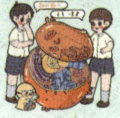

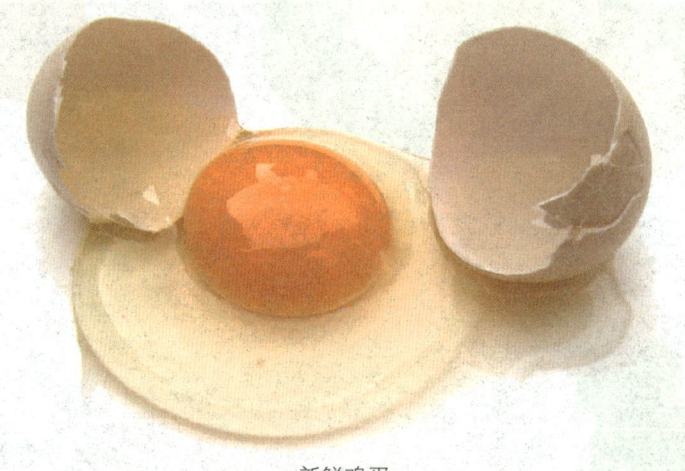

新鲜鸡蛋

② 嗅

可以用嘴向蛋壳上轻轻哈一口热气,然后用鼻子嗅其气味。质量佳的鸡蛋有轻微的生石灰味。劣质鸡蛋则有霉味、酸味、臭味等不好闻的气味。

③ 听

将鸡蛋夹于两指之间,靠近耳边轻轻地摇晃,若声音实而贴蛋壳是好蛋;若发出瓦碴之声,便是臭蛋;若有空洞之声,则是空头蛋的可能较大。

④ 用盐水浸

由于新鲜鸡蛋较重,而陈蛋、坏蛋依次较轻,故可配制浓度10%左右的盐水,将鸡蛋放入盐水中观察:鲜蛋沉底;大

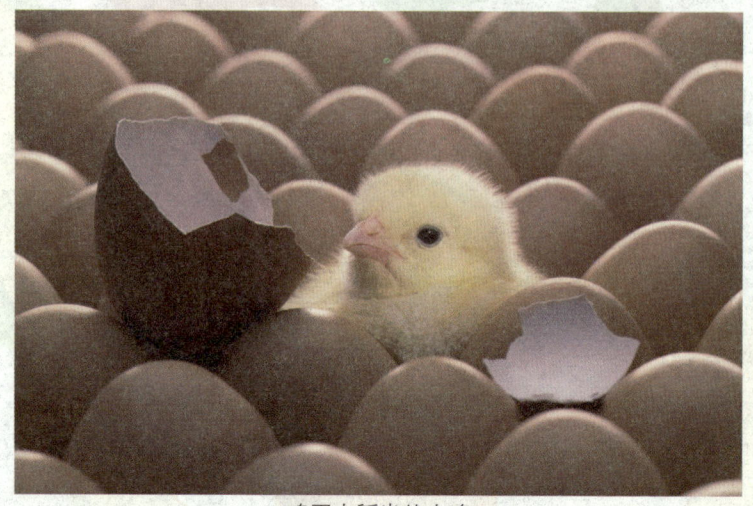

鸡蛋中孵出的小鸡

头朝上、小头朝下、半沉半浮的是陈蛋；坏蛋、臭蛋则浮于盐水表面。

 用光透视

将一只手握圆形用食指和拇指环握住鸡蛋，然后迎着光源（太阳、电灯光等）进行观察，新鲜鸡蛋呈微红色，半透明状态，且蛋黄轮廓清晰可辨；若看上去昏暗不透亮，看不清蛋黄的轮廓，或有污斑，则是陈蛋或蛋已变质。

除此之外，购买鸡蛋时还要注意季节和节气的因素。俗话说"春天的蛋好当饭"，春天鸡下蛋勤，故鸡蛋易陈。另外，春天也是孵小鸡的季节，蛋是最大的卵，如果没有受精，将不会孵化。而经孵化不成功的鸡蛋与普通的鸡蛋，从外表上来看没什么太大的区别，但本质上已有很大的不同，它的内部基本成固态。那么如何来区别这两者呢？可借助于物理小

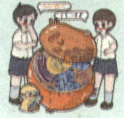

常识:只需使鸡蛋在平面上旋转起来,固体的蛋旋转较快,而普通的蛋旋转较慢或很难旋转,以此可以进行区别。而夏天,一般食物较长时间摆放易变质。鸡蛋也相同,故挑选时,重点考虑鸡蛋是否变质。

四、如何检验鱼的品质

鱼的品质检验应根据鱼鳞、鱼鳃、鱼眼的状态,鱼肉的松紧程度,鱼皮上和鳃中所分泌的黏液量、黏液的外形和气味及鱼肉横断面的色泽来判别。

1. 鱼鳃的状态

完全新鲜的鱼,鱼鳃的色泽鲜红或粉红,鳃盖紧闭,黏

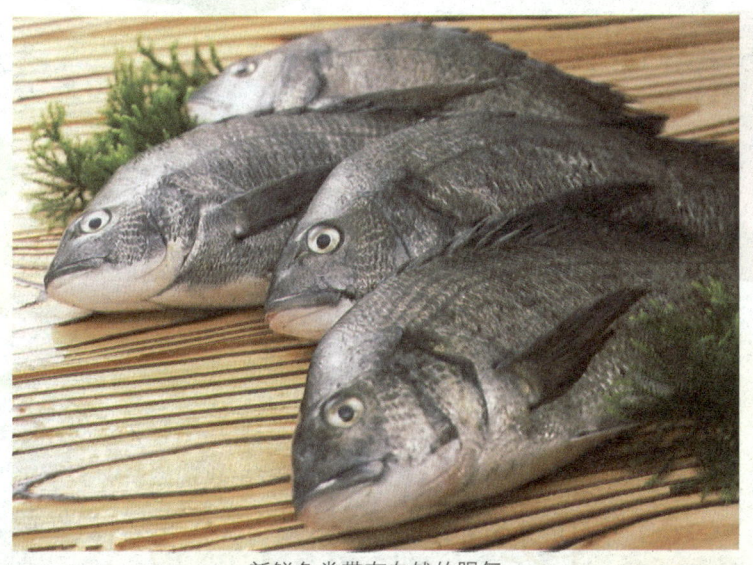

新鲜鱼类带有自然的腥气

液较少呈透明状，没有臭味。鱼鳃呈灰色或黄红色的为不新鲜的鱼。如呈灰白色，有黏液污物，则为腐败的鱼。

② 鱼眼的状态

鲜鱼的眼澄清而透明，并且很完整，向外稍稍凸出，周围没有充血而发红的现象。不新鲜的鱼眼睛多少有点塌陷，色泽灰暗，有时会因肉内部溢血而发红。腐败的鱼眼球破裂，并移动了位置。

③ 鱼体表皮和肌肉组织的状态

新鲜的鱼表皮黏液较少，体表清洁。鱼鳞紧密完整而具有光亮，鱼皮未变有弹性，用手压入的凹陷随即平复，肛门周围呈一圆坑形，硬实发白，肚腹不膨胀。

④ 从外观看鱼的新鲜度

新鲜度较低的鱼，黏液量增多，透明度下降，鱼背较软，苍白色，用手压之，其凹陷处不能立即平复，失去弹性。鱼鳞松弛，层次不明显且有脱片，没有光泽，肛门也较突出。同时，肠内充满因细菌活动而产生的气体并使肚腹膨胀，有腐臭味。

新鲜鱼肉的组织紧密而有弹性，肋骨与脊骨处的鱼肉组织很结实。不新鲜的鱼肉，肉质松软，用手拉之极易脱离脊骨和肋骨。肌肉有霉味、酸味，有些地方有腐败现象。

以上是新鲜鱼的品质检验，其他还有活鱼、冰冻鱼的检验。

活鱼以在水中游动活泼,对外界的刺激有敏锐的反应,身体各部分,以口、眼、鳃、鳞、鳍都应完整无残缺或无病害的品质为好。

冰冻鱼的鱼体应当是坚硬的,用硬物敲击时能发出清晰的响声,其温度应在-8~-6℃,鱼体解冻后的质量指标与鲜鱼相同。

五、如何选购牛奶

选购牛奶应注意以下三点:

1. 看包装及标签说明

要看清楚包装及标签中的原料或配料、配方中的各种营养物质名称和营养成分。如果是纯牛奶,脂肪含量要在3%以上,蛋白质含量不低于2.9%,总干物质要在11.2%以上,如果达到了这个标准,通常来说,就是合格的纯牛奶。如果低于这个标准,应该就是牛奶饮品。一般牛奶饮品的

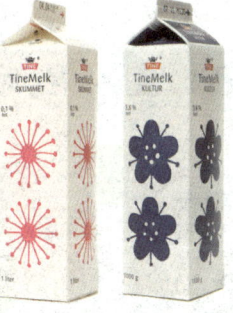

国外的牛奶

蛋白质含量只有1%,脂肪含量也只有1%左右,其营养价值远远低于牛奶。

② 看使用的原料和添加的物质

通常来说，纯牛奶是不加其他原料的，也有一些厂家添加糖。但是牛奶饮品就完全不同，它的配方中会加入各种其他原料，如橘子汁、柠檬汁、香精、香料、稳定剂、增稠剂、糖、甜蜜素、安赛蜜。例如，为了调味加酸，如乳酸、柠檬酸；为了调色加色素，如胭脂红；为了延长保存时间，添加了防腐剂……因此，这样的饮品还是少喝为好。其营养价值是无法比得上牛奶的。

③ 要注意保质期和保存方法

保质期都会印在产品包装上。在购买牛奶的时候一定要看是否到保质期或超过保质期，如果超过保质期，或者是没有保质期，则不要购买。

六、怎样鉴别葡萄酒的优劣

① 看颜色

优质葡萄酒的色泽应接近原料葡萄的色泽，酒液清亮、透明、不浑浊、有光泽、无悬浮物和沉淀。

红葡萄酒的颜色有红、紫红或石榴红等。经陈酿后的红葡萄酒颜色较深，有宝石红、血红或暗红等。优质酒根据品种不同能呈现各种红色调，但共同特点是红得纯亮剔透。劣质酒的颜色发暗，有褐色的色调掺杂其中。红得发紫是好的，但红

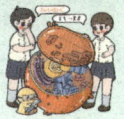

得发褐就差了。

把葡萄酒倒至透明酒杯一半的位置，然后将酒杯置于亮光下，杯身向前倾斜，从杯侧观察液面。质量好的酒液面发亮且透明。随后将酒杯轻摇数下，观察葡萄酒顺着杯体内壁下滑时的状况，下滑慢，说明酒液浓稠，酒精及糖含量较高。拿起酒杯以白墙壁为背景观察酒的色泽。红葡萄酒色泽较丰富，从淡红到深红、黑紫都有。

在光线充足的情况下，将红酒杯横置在白纸上，观看红酒的边缘就能判断出酒的年龄。层次分明者多是新酒，颜色均匀者是有点酒龄的。

优质葡萄酒应具有芬芳的果香及厚实的酒香。将酒倒入醒酒器后等大约10 min，酒的异味散去，酒和空气充分接触氧化后，葡萄的香气挥发出来。将酒杯以45°角倾斜于鼻子前端，静止状态下闻其香气。然后轻晃酒杯，将杯口包住鼻子和口部，但不要接触，深吸气，闻其香。

优质葡萄酒的香气根据品种不同有所变化，但不变的特点就是香得和谐、醇厚、浓郁，没有冲鼻、刺激、异样的气味。如闻到酒中有霉臭味或乙酸味，则可断定此酒质量低下或已变质。

3 · 尝酒味

葡萄酒的味道依品种而异。干型葡萄酒清快、爽口、丰富、和谐；甜型葡萄酒浓郁、圆润、绵长，各味和谐，爽而不薄，醇而不烈，甜而不腻。

在酒入口之前，最好把酒杯略倾斜，让酒在杯里轻轻地晃几圈，使酒充分接触空气。然后在酒杯里深嗅一下，此时已能闻到红酒的香气。喝一口酒，让酒在口腔内多停留片刻，在舌头上打两个滚，充分接触、品味，最后轻吞入喉。

劣质的酒有不愉快的刺激味，甜酸味比例不和谐，甚至有辣烈味。如果舌尖感觉到一股醇厚圆润的迷人滋味，则此酒质量上乘。

七、家禽肉的质量如何鉴别

人们所用的家禽肉，有的是活杀的，有的是冷藏的。活禽主要通过观察它的肥壮程度，判别其质量的优劣。对冷藏禽肉，则主要以其新鲜度来鉴定其品质的好坏。鸡、鸭、鹅的肥度可分三个等级。

1. 鸡

一级品具有发达的肌肉组织，皮下脂肪较多，皮细，腿肉呈圆形，鸡体亦呈圆形，肥胖。二级品腿肉呈圆形，鸡体亦呈圆形，肥胖。尾部及背部肌肤肥满。三级品则为胸骨突出明显，鸡皮松弛，较瘦。

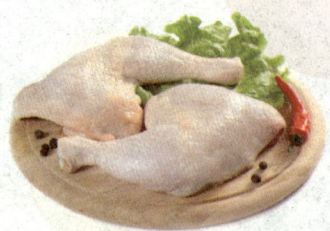

优质鸡腿

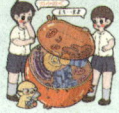

② 鸭和鹅

一级品腰部圆形，肌肉十分发达，全身脂肪多，尾部脂肪厚，其色呈淡红色或黄色。二级品胸部稍有突出，全身脂肪较多，尾部脂肪层稍薄。三级品腰部呈扁圆形，胸骨突出、全身及尾部不肥，尾部脂肪很薄。

家禽的新鲜度是通过对家禽的嘴部、眼部、皮肤、脂肪、肌肉及制成肉汤的感官反应而检验确定的。

（1）嘴部。

新鲜的家禽，嘴部有光泽，干燥，有弹性，无异味；不新鲜的家禽，嘴部无光泽，部分失去弹性，稍有腐败味。腐败的家禽，嘴部暗淡，角质部软化，口角有黏液，有腐败气味。

（2）眼部。

新鲜家禽的眼部，眼球充满整个眼窝，角膜有光泽。如眼球部分下陷，角膜无光为不太新鲜的家禽；而腐败的家

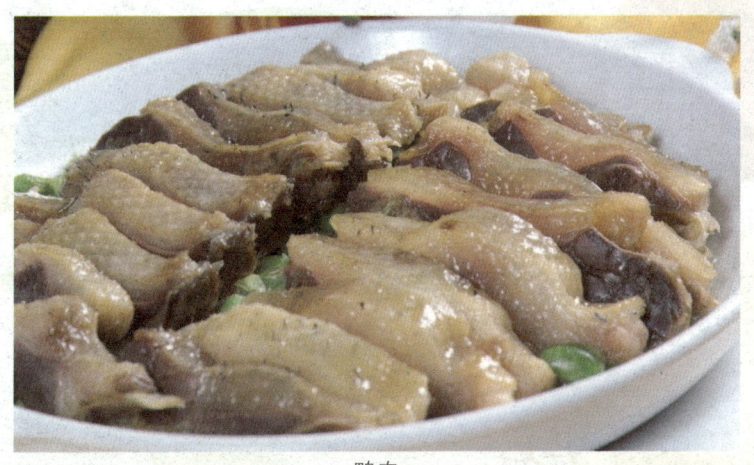

鸭肉

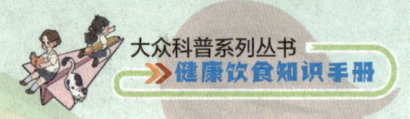

禽，其眼球下陷，有黏液，角膜暗淡。

（3）皮肤。

皮肤呈黄色或淡白色，表面干燥，具有特有的气味为新鲜的家禽；不新鲜的家禽皮肤呈淡灰色或淡黄色，表面发潮，有轻度腐败味；腐败的家禽皮肤呈灰黄色，有的地方带淡绿色，表面湿润有霉味或腐败味。

（4）脂肪。

新鲜的脂肪色白，稍带淡黄色，有光泽，无异味；不新鲜家禽的脂肪色泽变化不太明显，但稍带有异味；腐败家禽的脂肪呈淡灰色或淡绿色，有酸臭味。

（5）肌肉。

新鲜的肌肉结实而有弹性，鸡的肌肉为玫瑰色，有光泽，胸肌为白色或带淡玫瑰色，鸭、鹅的肌肉为红色，幼禽肉为有光亮的玫瑰色，稍湿不黏，有特有的香味；不新鲜家禽的肌肉弹性变小，用手指压时，留有明显的指痕，带酸味及腐败味；腐败的家禽，肌肉为暗红色、暗绿色或灰色，有种腐败味。

（6）制成的肉汤。

用新鲜家禽制成的肉汤透明，芳香，表面有大的脂肪油滴；用不新鲜家禽制成的肉汤不太透明，脂肪油滴小，有特殊气味；用腐败家禽制成的肉汤浑浊，有腐败气味，几乎无脂肪油滴。

第四章　走出饮食误区

一、常见饮食的错误搭配有哪些

营养学家指出，很多食物搭配已经为人们所认可。但是，从健康角度来说，很多食物搭配是不科学的，以下是几种最为常见的错误搭配：

 马铃薯烧牛肉

因为马铃薯和牛肉在被消化时所需的胃酸浓度不同，所以，在食用马铃薯烧牛肉这道菜之后必然会延长食物在胃中的滞留时间，这样就会延长胃肠消化吸收时间，长此以往，就会导致肠胃功能紊乱。

② 小葱拌豆腐

豆腐中的钙与小葱中的草酸会结合成白色沉淀物，也就是草酸钙，它会阻碍人体对钙的吸收。

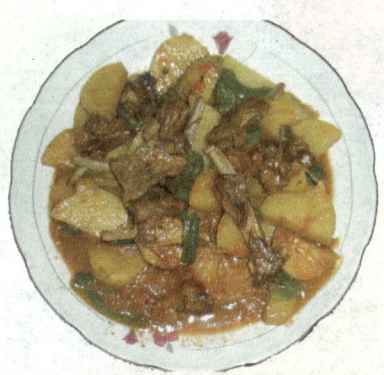

马铃薯烧牛肉

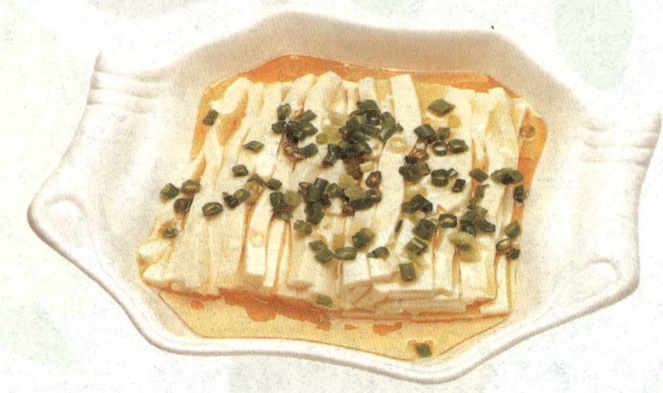

小葱拌豆腐

③ 茶叶煮鸡蛋

茶叶中除含有生物碱外，还有酸性物质。当酸性物质与鸡蛋中的铁元素相结合的时候，就会刺激胃，影响人体对食物的消化和吸收。

④ 豆浆冲鸡蛋

鸡蛋中的黏液性蛋白会与豆浆中的胰蛋白酶结合，这样会使两者的营养价值都降低。

⑤ 炒鸡蛋放味精

鸡蛋本身含有许多与味精成分相同的谷氨酸，因此，在炒鸡蛋的时候如果放了味精，会适得其反。

⑥ 胡萝卜、白萝卜混吃

白萝卜中的维生素C含量极高，而胡萝卜中却含有一种抗

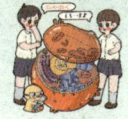

第四章 走出饮食误区

坏血酸的分解酵素，它会破坏白萝卜中的维生素C。因此，当两者混合食用的时候，胡萝卜会破坏掉白萝卜中的维生素C。另外，胡萝卜只要是与其他含维生素C的蔬菜搭配烹调，其所起的作用都是破坏性的。

7. 萝卜与水果同吃

通过研究发现，萝卜等十字花科蔬菜进入人体后，经代谢很快就会产生一种抗甲状腺的物质，即硫氰酸。这种物质产生的多少与摄入量成正比。如果再食用含有大量植物色素的水果，水果中的黄酮物质在肠道内被细菌分解，转化成阿魏酸等，最终可能诱发甲状腺疾病。

8. 海味与水果同食

海产品含有丰富的蛋白质和钙等营养物质，如果与含有鞣酸的水果同食，不仅会降低蛋白质的营养价值，而且海味中的钙还会与鞣酸结合成一种新的不易消化的物质，这样就会导致人体出现不适。含鞣酸较多的水果有柿子、葡萄、石榴、山楂、青果……

9. 牛奶与橘子同食

如果刚喝完牛奶就开始吃橘子，必然导致牛奶中的蛋白质与橘子中的果酸和维生素C相遇而凝固成块，这样就不利于人体消化和吸收，可能还会出现一系列身体不适的症状。

我们的祖先早就知道合理膳食在保健方面的重要作用。《黄帝内经》有"五谷为养，五畜为益，五果为助，五菜为

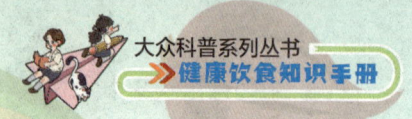

充"的记载,说明人体所需要的食物不是单一的,必须将谷类、肉类、水果、蔬菜搭配起来食用,才能健康长寿。

另外,长期吃素会使人体卵磷脂摄入不足,或肝脏合成卵磷脂减少,妨碍胆汁酸的吸收,使胆汁中胆盐浓度下降,胆固醇析出形成结石。长期吃素,还会使人体缺乏脂溶性维生素A、维生素D、维生素E等,增加胆囊上皮细胞的脱落,促使胆固醇析出沉积。所以,要预防胆结石,应平衡饮食。

二、咖啡真的有害健康吗

15世纪人类发现了咖啡,关于这种饮品,一直存在很大的争议。很多信仰健康者希望人们能够放弃对这种饮品的青睐,但这并没有对人们产生任何影响。

实验证明,在酗酒后,喝咖啡可能对肝脏有保护作用。所以,咖啡并不像一些人所想的那样可怕。

三、饭后吃水果有益健康吗

在日常生活中,很多人都有这样一个习惯,那就是饭后吃水果。凡是这样做的人都认为饭后吃水果可以促进消化。但这种做法不仅不利于消化,还容易导致肥胖。

餐后马上吃水果会使水果在胃里停留过久,容易产生气体,引起腹胀。情况严重的话,还会导致消化功能紊乱,出现腹泻症状。

如果特别想吃水果,那就在餐前1 h或餐后1 h吃。水果中

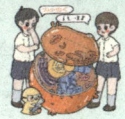

第四章 走出饮食误区

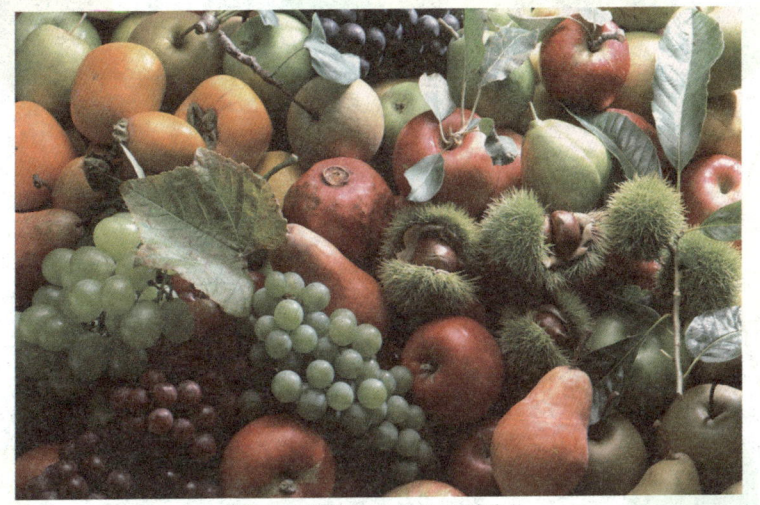

饭后短时间内吃水果不利消化

的许多成分都是水溶性的，如维生素C，以及可降低血液中胆固醇水平的可溶性的植物纤维……可迅速通过胃的消化后被小肠吸收，故空腹时的吸收率要远高于吃饱后的吸收率。另外，很多水果本身容易被氧化、腐败，提前吃水果会缩短其在胃中的停留时间，这样就会降低其氧化腐败程度，同时对身体也有利。

然而，并不是所有的水果都适合在饭前吃，有很多是不适合空腹吃的，如番茄、柿子、山楂、香蕉、桂圆、橘子……番茄中含果胶等，如果空腹吃，就会与胃酸相结合而使胃内压力升高引起胀痛；柿子甜软可口，营养丰富，但柿子有收敛的作用，如果遇到胃酸就会形成柿石，既不能消化，又不能排出，空腹大量进食后，轻者会出现恶心呕吐，重者必须通过开刀才能将柿石取出，因此，如果有胆结石或者是肾结石，一定要少吃柿子；山楂味酸，空腹食之则会产生胃痛；香蕉中的钾、镁含量较高，空腹吃香蕉，使血中镁含量升高而对心血管产生抑制作用；桂圆偏热，有高血压、心脏病的人不要贪嘴；橘子中含大量糖分和有机酸，空腹食之则易产生胃胀、呃酸。所以，一定要把握好食用水果的时间。

四、植物油的认识误区有哪些

❶ 误区一：橄榄油最贵，所以营养价值也最高

因为橄榄油提炼起来比较困难，其生产的劳动价值高，所以价格也就水涨船高了。当然，橄榄油可以软化血管，对心脑血管疾病能起到一定的防治作用；可以降低糖尿病人的血糖含量；还可以促进上皮组织的生长，用于烧伤、烫伤的创面保护，而且不留瘢痕。橄榄油的维生素含量是最高的，它所含的ω-3脂肪酸也是不可替代的。尽管如此，也不能光吃橄榄油，因

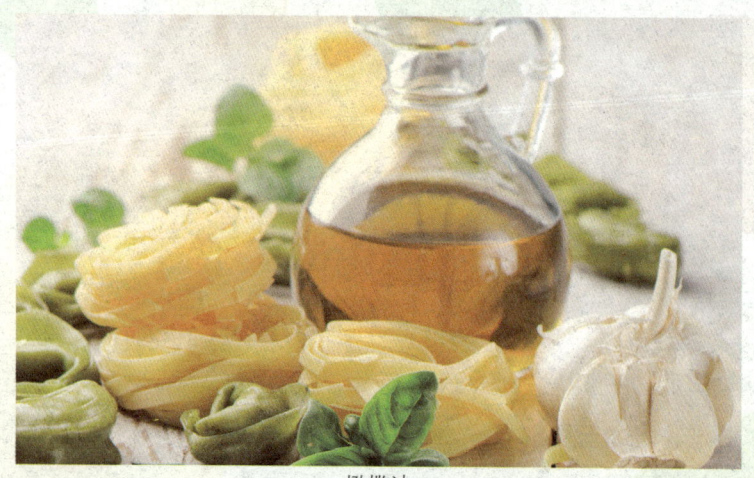

橄榄油

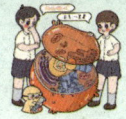

第四章 走出饮食误区

为每一种植物油都有自己的独特之处，因此，最好是各种油换着吃。其他的植物油如葵花籽油、大豆油和玉米油也是佼佼者。它们含有丰富的不饱和脂肪酸，可以增强身体的免疫力，改善皮肤状况，加速胃溃疡的痊愈，降低血压和胆固醇，是大脑正常运转所必需的原料。

② 误区二：精炼才是植物油质量的保证

植物油的提炼（包括精炼和脱臭）过程可以去掉植物难闻的气味，还能去掉由于保存不当而进入种子中的有毒物质。但是在去除这些杂质的同时，许多对人体有益的物质也可能随之失去。

③ 误区三：永远告别动物油

人们认为吃动物油易引发冠心病、肥胖症等，因而青睐植物油，其实这种认识很片面。动物油（鱼油除外）含饱和脂肪酸，易导致动脉硬化，但它又含有对心血管有益的多烯酸、脂蛋白等，可起到改善颅内动脉营养与结构、抗高血压和预防脑卒中的作用。猪油等动物油还具有增加饱腹感、保护皮肤、维持体温以及保护和固定脏器等功能。正确的吃法是植物油、动物油搭配或交替食用。植物油含不饱和脂肪酸，对防止动脉硬化有利。所以食用由1份动物油、2份植物油制成的混合油，可以取长补短。

4. 误区四：标有不含胆固醇字样的油才是好油

不含胆固醇这个标记只不过是一个广告用语而已。在植物油里原则上是不可能没有胆固醇的，因为在生物化学中胆固醇及其衍生物质是构成一切机体结构的基本成分。在精炼植物油的过程中，胆固醇不可能从油脂中完全被去掉。但是，在植物油中，胆固醇的含量与猪油和黄油相比，其数值还是很低的，动物油的胆固醇含量是植物油的10～25倍。但即使是这样，也不能说植物油中根本就不含胆固醇。

五、新鲜肉比冻肉好吗

有人在购买肉的时候，总是喜欢挑新鲜的购买，认为经过冷冻的肉不如新鲜的肉有营养，而且味道也差。然而事实

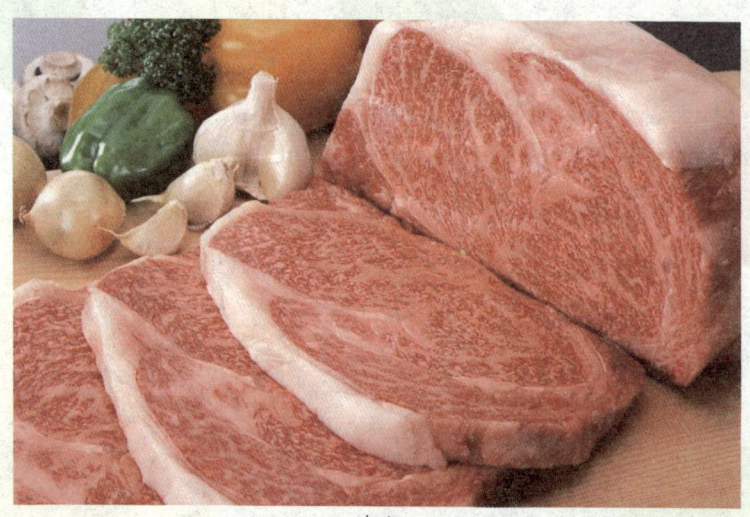

冻肉

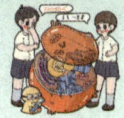

第四章 走出饮食误区

并不是这样,人们通常认为的新鲜肉比冷冻肉好是个认识误区,没有科学道理。

有关健康专家认为,吃冻肉有四大特点:

1. 更卫生

从卫生角度看,新鲜肉中经常存有各种细菌,甚至可能有某些病毒,比如猪黄疸就是藏在骨骼、血液和肌肉中的。而冻肉中的细菌都已排出或冻死了,所以相比新鲜肉更卫生。

2. 更好吃

从肉质上看,新鲜肉酸味重、杂汁多;而冻肉入库前进行了排酸处理,肉体内的水分和污血基本上都被清除了,因此肉味更加鲜美。但家里的冰箱并不能让冻肉继续长时间保鲜。因为冻肉出库的温度在-18℃左右,而家用冰箱的制冷能力有限,一般只有-4~-5℃。

3. 同样新鲜

生猪屠宰后最快2~3h就进入速冻过程,肉在常温中的暴露时间也只有4~5h,所以新鲜度并不会比新鲜肉差。

4. 同样有营养

冻肉与鲜肉相比,在营养学上没有多少区别。需要提醒的是,冻肉重复解冻、冷冻会破坏其中的营养成分,导致肉中最富有营养的细胞质液体等营养物质随水分一起流失。只要正确解冻和合理食用,冻肉的营养价值并不比新鲜肉低。

无论是新鲜肉还是冻肉,放入冰箱贮藏的肉一定要质量好:新鲜肉的肉质要富有弹性;冻肉则应坚硬如冰,脂肪洁白,如果已解冻,不太坚硬,就不宜再放入冰箱长期贮藏了。另外,如果计划将买来的肉在几天内食用完,可放入冰箱的冷藏室内;准备长期贮藏的,则应放入冰箱的冷冻室内。我们可以将整块的新鲜肉预先分成小块,分盛于带盖的食品盒内或双层(两只)塑料保鲜袋中。

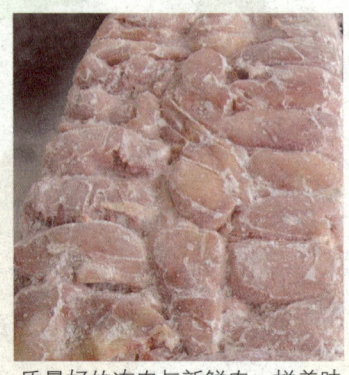
质量好的冻肉与新鲜肉一样美味

六、夜间加餐真的对身体有害吗

在大众健康日益得到关注的今天,很多人开始意识到不健康的饮食习惯给健康带来的危害,如常吃夜宵等。但也有很多人错把夜宵与夜间加餐画上等号,认为只要在夜间就绝对不能吃东西。

❶ 不当的夜宵伤身体

长期不合理地进食夜宵容易引发结石,一是因为人的排钙高峰期在进餐后 4 h 左右,人在进餐夜宵休息后,体内的钙无法排出,容易导致结石;二是,如果夜宵过饱,会刺激胰腺,可能诱发糖尿病;三是,夜宵食物如果含有高蛋白、高糖分、高脂肪的物质，会致营养物质过剩而转化为毒素诱发癌症；四是，吃夜宵容易刺激大脑皮质，使之处于兴奋的状态，导致失眠。

❷ 睡前饱食让你难入眠

首先，睡觉前如果进食过多，肠胃工作量就会加大，容易引起消化不良。其次，肠胃胀满会给大脑造成非常不舒服的刺激感，使人往往不能进入正常的睡眠状态。再次，晚餐过饱的话，肠胃会超负荷地工作，大量的血液用于支持消化工作，随之其他器官的供血量就会减少，大脑就可能出现短暂性的缺血，睡着之后容易导致嗜睡的现象。

❸ 有些人需要合理的夜间加餐

夜间需要消耗大量脑力或者体力的人群，如学生、下班

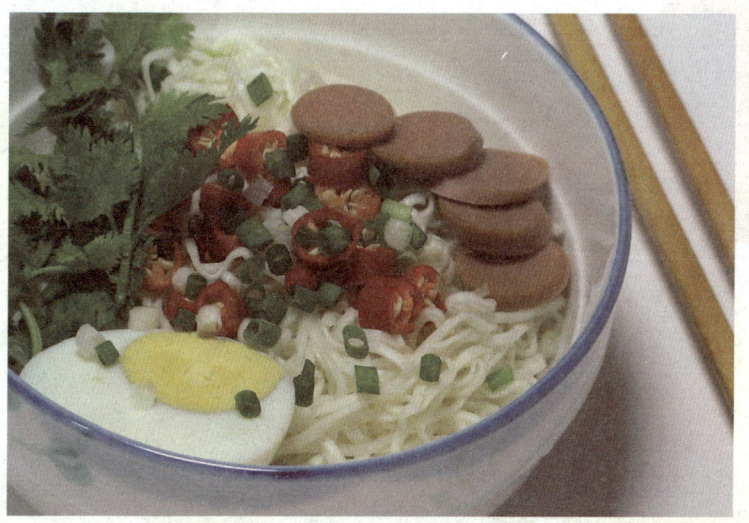

需要加班时夜宵很有必要

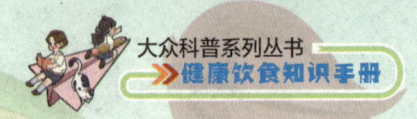

较晚的人员等，应当合理地进行夜间加餐。我们进行夜间加餐时，应遵循科学的原则，首先要清淡，如菜包子、豆浆等；其次要选择富含蛋白质、维生素的食物，如木耳、鱼汤等；再次夜间加餐的食物不能太油腻或者量太多，以防影响入睡速度和睡眠的质量；最后不要食用容易胀气的食物，如红薯或者豆类食品，因为如果夜间受凉的话，容易导致腹胀和腹痛。

另一方面，"洋快餐"和甜品同属于高热量的食物，要少吃甚至不吃，因为这样的食物会致使消化系统及睡眠质量都受到影响，还容易导致高血压、肥胖症等疾病。

④ 一杯牛奶助你睡个好觉

牛奶中含有人体中所需要的色氨酸，它属于氨基酸的一种，有抑制大脑兴奋，促使人体产生疲倦感的作用。简单的一杯牛奶就能达到安神的效果，使人尽快入睡。

同时，睡前喝杯牛奶能帮助人体获取更多的钙。因为人体在夜间血液中的钙含量会逐渐降低，长期下去容易导致骨质疏松。而睡前喝杯牛奶可使血液中流失的钙得到充分的补充，从根本上预防骨质疏松。

七、减肥就不能吃肉吗

脂肪、肉类、蛋类是如今很多人害怕的东西。尤其是对那些处于辛苦减肥状态的女性来说，更是远离脂肪、肉类、蛋类。但事实上这样的做法是不正确的。

第四章 走出饮食误区

1. 脂肪与人体健康的关系

脂肪在保持人体机体运行方面的贡献功不可没。脂肪是人体热量的来源之一，能溶解一些营养物质，促进人体的吸收；脂肪还是构建人体组织和活性物质的基础，同时还维持了体温。

但过多的脂肪在人体内堆积，极易诱发肥胖症、高血压、高血脂等，造成的危害也是非常严重的。所以，只有合理地摄入脂肪，才能促进身体健康。

2. 健康人不需要"闻脂变色"

现代，由高脂肪诱发的疾病越来越多。由此，许多人看见脂肪就躲，唯恐避之不及。其实，大可不必这样。健康的人每天摄入适量的脂肪，对生理健康和心理健康都非常重要。正常成人每天摄入的脂肪量宜占摄入总热量的15%左右。儿童则要达到30%～40%。

3. 肉类一定要吃一些

现代人好多有"恐肉症"，其实，适量吃肉对健康有益而无害。适量地进食肉类能补充体内的铁元素，同时还能保证肌肉的含量。

4. 鸡蛋不可怕

许多人把对脂肪的"恐惧"延伸给了鸡蛋，不再进食鸡蛋，以防身体摄入更多的脂肪。其实，这种看法是错误的。因

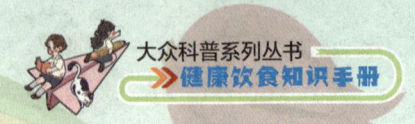

为鸡蛋可食用的部分,水分占了70%,蛋白质占了14%左右,而脂肪只占了13%左右。另外,鸡蛋中含有丰富的氨基酸,属于维持机体正常运行不可或缺的物质。鸡蛋的营养易于人体吸收,并且蛋黄中维生素、钙、铁的含量非常高,是人体矿物质的重要来源。

八、喝茶饮醋有益无害吗

茶和醋是医学和营养学上公认的对身体有益的饮品。很多人也因为电视、杂志等媒体的宣传开始认识到了茶和醋的保健功效,开始"肆无忌惮"地饮用起来,毫不讲究方法,也不考虑是否适合自己。

① 新鲜茶叶不能喝

生活中,很多人喜欢新茶叶,而且认为越新鲜就越健康,其实则不然。

现采的茶叶或者是存放时间还不长的茶叶,含有丰富的未被氧化的多酚以及咖啡因,能在让人兴奋的同时,给人体的肠胃带来刺激。饮用新鲜茶叶还容易导致腹胀、胃痛,而且新鲜茶叶中的鞣酸会致使食物中的铁及蛋白质凝固,降低机体的消化吸收功能。

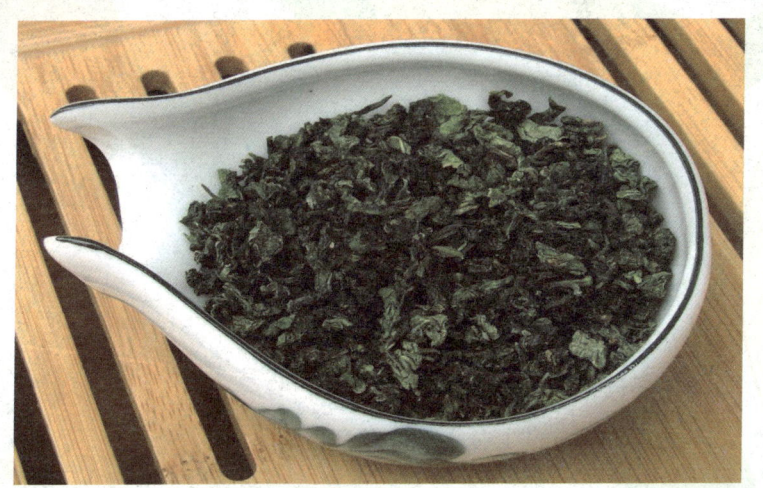

新鲜茶叶不适合饮用

② 泡茶用水有讲究

用呈弱酸性的泉水泡茶能中和茶叶的碱性，减少茶碱对胃部的伤害。一般达到我国饮用水卫生标准的自来水静置几个小时也属于泡茶的理想用水。

茶叶最好用刚刚煮沸的水冲泡，这样能使茶水更为香醇。如果用煮了很久的水泡茶，其鲜爽味就会大减。水温过低的话，茶中的有效成分不能充分溶解出来。当然，水的温度主要依茶叶的种类来决定。一般细嫩的绿茶适宜用80 ℃左右的热水冲泡；红茶、花茶适宜用沸水冲泡。

③ 有些人不宜喝茶

失眠、神经衰弱的人不宜喝茶，因为茶叶中的咖啡因会刺激大脑皮质使之兴奋。

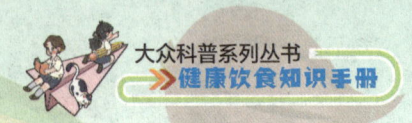

便秘者不宜喝茶，因为茶叶所含的多酚能促使胃肠黏膜收敛，令病情加重。

患有缺铁性贫血的人不宜喝茶，因为茶叶中的一些成分会与人体内的铁结合形成不能吸收的沉淀物，从而妨碍人体对铁的吸收，加重病情。

骨折及缺钙的人不宜喝茶，因为茶所含的生物碱会阻碍人体对钙的吸收，致使骨质疏松。

发热的人不宜喝茶，因为茶所含的茶碱可以提高体温，还会使退热药物的疗效大大降低。

患有泌尿系结石的人不宜喝茶，因为茶所含的叶酸会促进结石的发展。

患有胃溃疡的人不宜喝茶，因为茶所含的茶碱会导致胃酸的分泌量大增，从而影响溃疡的愈合。

 醋不是吃得越多越好

食醋对人体有平衡体内酸碱性、杀毒除菌、促进钙吸收等益处。醋的主要成分是乙酸、氨基酸、糖及不挥发酸等，能帮助人体消化。菜中的醋还能减少原料中维生素的流失。但醋不是越多越好，食醋太多会给身体带来不利的影响。

食醋太多会给筋骨的正常功能带来影响，即中医提及的"醋伤筋"；食醋过度还会导致胃脘嘈杂泛酸，损害胃黏膜。

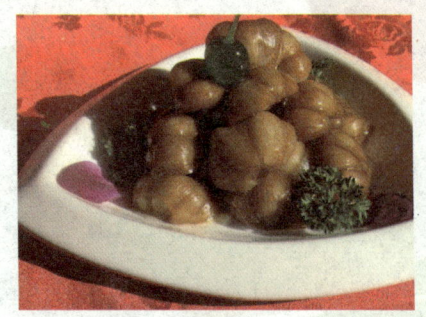

农家醋大蒜

食用过量的醋,常常会导致恶心、呕吐、胃痛,甚至会造成胃炎,还会致使体内的酸碱过度失衡,引发神经衰弱、高血压、冠心病及动脉硬化等。

九、味精到底是有害还是无害

味精是人们日常生活中广泛使用的鲜味剂,在菜或汤中加一点味精,吃起来就觉得格外鲜美。味精的化学名称叫谷氨酸钠,味精进入人体后,很快被吸收分解出谷氨酸。谷氨酸在人体代谢中有着重要的功能,有助于其他氨基酸的吸收,合成人体所需的蛋白质,改善和调节大脑的功能。味精经过精制后,可治疗血氨升高引起的肝性昏迷。有肝脏疾病的人,平时吃点味精是有好处的。所以,味精不仅是调味品,而且有一定的保健作用。

味精的发现还有一个故事。人们都知道,味精还有个名称叫"味素",这个名字是从它最早的商标"味之素"来的。在20世纪初,日本菊田教授在家里喝妻子做的汤,感到十分鲜美,就问她是用什么做的,结果只是用黄瓜和海带煮的。教授对鲜味的来源产生了浓厚兴趣,从此埋头研究,终于发现

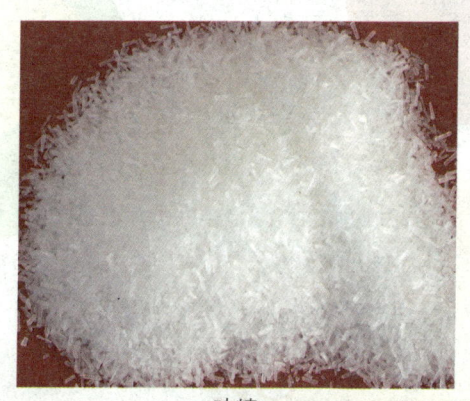

味精

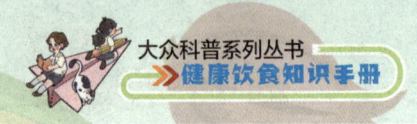

了谷氨酸钠这种鲜味物质。很快，日本建立了第一个生产味精的公司，商品名就叫"味之素"，意思是"鲜味的本源"。从此，味精风靡世界，成为食品加工和烹调过程中必不可少的辅料。

尽管味精具有美好的鲜味，但它们只能在咸味合适时表现出来。如果食物中不加入盐，无论加多少味精都是吃不出鲜味的。所以，有人认为味精是氯化钠的增味剂。没有鲜味的咸味也是单调、乏味的，引不起食欲的。所以，鲜味和咸味应当是相辅相成的关系。

虽然如此，在使用味精时还是应注意：

（1）了解食物性质。

味精具有碱性，所以在碱性食物中起不到应有的鲜味。在一些加醋的菜肴中也不应加入味精，因为酸碱中和会使菜肴变味。我们在微酸性食物中加入味精最好。

（2）用量适当。

味精用量过多，会使菜肴产生怪味，影响菜肴本身的美味，食后令人口干舌燥，回味苦涩。长期过量食用，易造成食欲减退。

（3）把握放的时间。

味精在80 ℃左右最易溶解，滋味最鲜。若温度过高，味精会分解变性，失去鲜味，甚至损害身体；若温度过低，味精未充分溶解，其鲜味也出不来。所以，不要过早地放入味精，应在菜、汤烧好后要出锅时放入。

十、素食者的饮食误区

① 吃过多的水果

很多素食者每天在三餐之外,还要吃不少水果,这并没有给他们带来苗条的身材,因为水果中含有8%以上的糖分,这些能量不可忽视。我们如果吃了250 g以上的水果,就应当相应减少正餐或主食的数量,以达到能量平衡。除了水果之外,每天额外喝牛奶或喝酸奶的时候,也要注意同样的问题。

② 只认"减肥蔬菜"

蔬菜不仅要为素食者供应维生素C和胡萝卜素,还提供铁、钙、叶酸、维生素B_2等。所以,应尽量选择绿叶蔬菜,如芥蓝、苋菜、菠菜、小油菜、茼蒿菜等。为了增加蛋白质的供应,菇类和豆类都是素食者的上佳选择,如各种蘑菇、毛豆、鲜豌豆等。如果素食者只喜欢吃黄瓜、番茄、冬瓜、苦瓜等少数所谓的"减肥蔬菜",很难获得足够的营养物质。

③ 蔬菜生吃

一些素食者热衷于以凉拌的形式吃蔬菜,他们认为这样才能让蔬菜充分发挥其营养价值。实际上,蔬菜中的很多营养成分需要添加油脂才能够被人体很好地吸收,如维生素K、胡萝卜素、番茄红素都属于烹调后更易吸收的营养物质。同时还

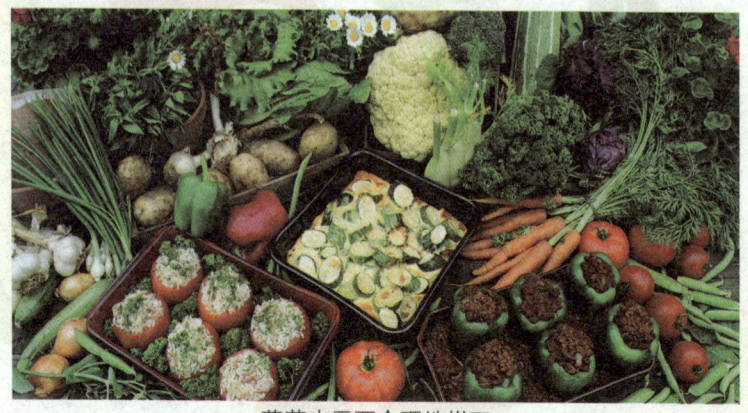

蔬菜也需要合理地搭配

要注意,沙拉酱的脂肪含量高达60%以上,用它进行凉拌,并不比用油脂烹调的热量低。

④ 油脂、糖、盐过量

由于素食较为清淡,有些人会添加大量的油脂、糖、盐和其他调味品来烹调。殊不知,这些做法会带来过多的能量,精制糖和动物脂肪一样容易升高血脂,并诱发脂肪肝,而钠盐会升高血压。很多人还忽视了一个重要的事实:植物油和动物油含有同样多的能量,食用过多一样可引起肥胖。

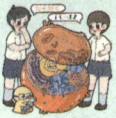

第五章　食物中毒的预防与处理

一、食物中毒的表现有哪些

食物中毒是指人摄入含有生物性、化学性有毒有害物质后出现的非传染性的急性或亚急性疾病，属于食源性疾病的范畴。食物中毒既不包括因暴饮暴食而引起的急性胃肠炎、食源性肠道传染病（如伤寒）和寄生虫病（如猪囊尾蚴病），也不包括因一次大量或者长期少量摄入某些有毒有害物质而引起的以慢性毒性为主要特征（如致畸、致癌、致基因突变）的疾病。引起食物中毒的食物包括以下几类：致病菌或其毒素污染的食物；已达急性中毒剂量的有毒化学物质污染的食物；外形与食物相似而本身含有毒素的物质，

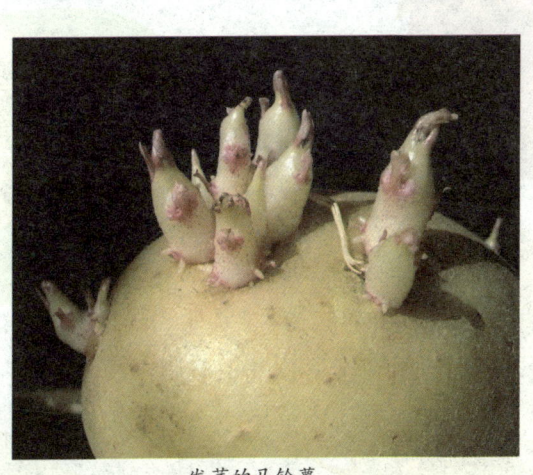

发芽的马铃薯

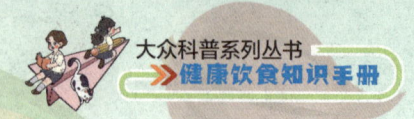

如毒蕈；本身有毒素而加工、烹调方法不当未能将其毒素除去的食物，如河豚、木薯；由于贮存条件不当，在贮存过程中产生毒素的食物，如发芽的马铃薯。

食物中毒发生的原因各不相同，但发病具有以下共同特点。

第一，发病潜伏期短，来势急剧，呈暴发性，短时间内可能有多人发病，发病曲线呈突然上升趋势。

第二，发病与食物有关，患者有食用同一污染食物史；流行波及范围与污染食物供应范围一致；停止污染食物供应后，流行即终止。

第三，中毒患者临床表现基本相似，以恶心、呕吐、腹痛、腹泻等胃肠道症状为主。

第四，人与人之间无直接传染。

二、引起食物中毒的细菌有哪些

目前，常见的食物中毒多为细菌性食物中毒，生活中常见的有以下几种：

① 由沙门菌引起的食物中毒

这种细菌主要污染肉类、鱼类、禽、蛋类，在70 ℃条件下，5 min内可全部被杀死。因此，预防方法主要是加热。在炖煮肉时，要尽量将其切得小块些，食物要充分煮熟、煮透。喜爱吃烧烤的朋友们，在烤肉时要把肉彻底烤熟。吃剩的食物存放冰箱时，冰箱温度应控制在4 ℃以下。

② 由葡萄球菌引起的食物中毒

此类细菌主要污染乳类、蛋类制品，在剩饭、剩菜中也大量存在。这种细菌为人体本身所具有，可在高温加热条件下被杀灭。因此吃剩的饭菜即使在低温条件下贮存也不宜超过4 h，剩饭、剩菜必须重新加热后再食用。在食用冰淇淋、牛奶等制品时，要注意食品的新鲜、卫生。

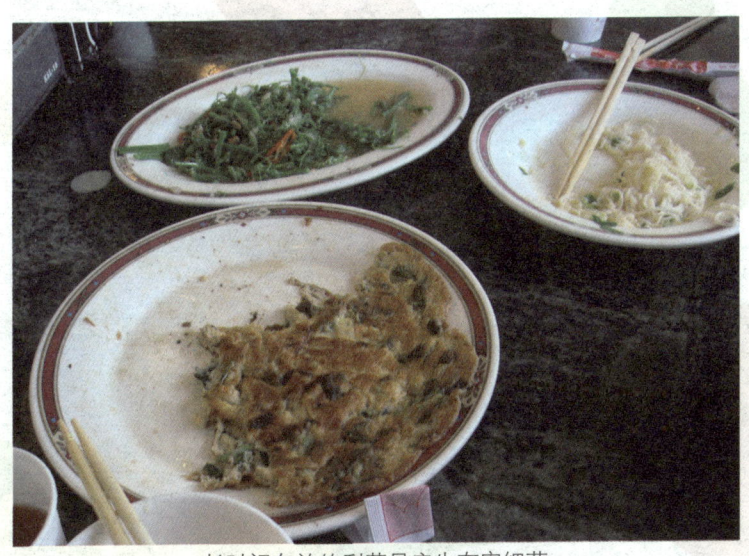

长时间存放的剩菜易产生有害细菌

③ 由肉毒梭菌引起的食物中毒

这种细菌主要污染腌菜、酱菜、豆酱、豆豉、罐头等发酵食品。其可在密封、没有氧气的条件下生长，但在盐量达14%时可被有效控制。所以在腌渍食品中维持一定的盐量可有效杀死细菌。

④ 由志贺菌引起的食物中毒

此类细菌主要存在于蔬菜中，特别是凉拌菜，因其不能进行加热杀菌，所以大量存在。因此我们做菜时一定要注意个人卫生，做菜前一定要洗手；炒菜要烧熟；做凉拌菜时，蔬菜一定要洗净，有条件的话蔬菜要尽量焯一下。同时还应注意不要喝生水，不吃腐烂、变质的蔬菜。

⑤ 由副溶血性弧菌引起的食物中毒

这种细菌主要污染海产品、鱼虾、贝类等。通常在加工、制作海产品时被污染概率较大。这种细菌有一个特点：在醋中1~3 min可全部被杀死。因此，在制作、加工海产品时要特别注意生、熟分开，食物要加热熟透。必要时在海产品中适量加醋有助于杀灭细菌。

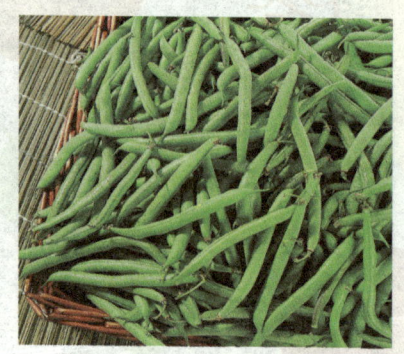
菜豆未烧熟也会导致食物中毒

此外，我们大家所知道的一些常识，如一些食物的不当搭配、混合，扁豆、菜豆等豆类未煮熟，马铃薯发芽等均可引起食物中毒。同时，一些蔬菜中的硝酸盐含量较高，这些蔬菜由于受到细菌的污染而生成亚硝酸盐也可造成中毒，所以腌制蔬菜时最少要腌制20 d才可食用。同时，蔬菜腐烂变质也可使亚硝酸盐含量增加，所以放置时间不宜过长。

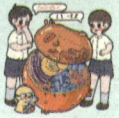

第五章
食物中毒的预防与处理

三、如何预防食物中毒

食物中毒通常都是在不知情的情况下发生的。变质食品、污染水源是主要传染源，不洁的手、餐具和带菌的苍蝇是主要传播途径。那么我们该如何预防食物中毒呢？

第一，不要随便吃野果，吃水果后不要急于喝饮料，尤其是水。

第二，剧烈运动后不要急于进食。

第三，不到无卫生许可证的摊点购买油炸、烟熏食品，不要去无营业执照的经营摊点、饭店购买食品或者就餐。

第四，注意挑选和鉴别食物，不要购买和食用有毒的食物，如毒蘑菇、发芽的马铃薯等。

第五，烹调食物要彻底加热，做好的熟食最好立即食用，贮存熟食的温度要低于7 ℃，经贮存的熟食品，食用前要彻底加热。

第六，避免生食与熟食接触，不能用切生食的刀具、砧板再切熟食。生食、熟食要分开存放。

第七，避免食用昆虫、鼠类和其他动物接触过的食品。

第八，不吃毛蚶、泥蚶、魁蚶、炝虾等违禁生食的水产品。

第九，不买无商标或无

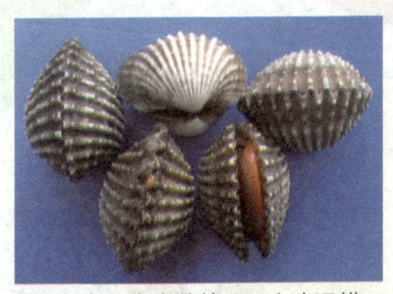

不能保证安全的情况下少吃泥蚶

101

出厂日期、无生产单位、无保质期限等标签的罐头食品和其他包装食品。

第十,按照低温冷藏的要求贮存食物,控制微生物的繁殖。

第十一,瓜果、蔬菜生吃时要洗净、消毒。

第十二,肉类食物要煮熟,防止外熟内生。

第十三,不随意采捕并食用不熟悉、不认识的动物和植物(如野蘑菇、野果、野菜等)。

第十四,不吃腐败变质的食物。

另外,还要谨慎选购包装食品,认真查看包装标识。主要查看基本标识,厂家厂址、电话、生产日期是否标示清楚、合格;查看市场准入标志(QS)。

四、食物中毒了怎么办

很多食物中毒的患者往往不能及时发现自己的中毒症状,等到送到医院的时候为时已晚了。所以,食物中毒后早期的发现和处理是特别重要的。

通常来说,食物中毒后的第一反应是腹部不适,要么腹胀,要么腹痛,甚至还会发生急性腹泻。通常还会有恶心、呕吐相伴。

食物中毒一般可分为细菌性、化学性、动植物性和真菌性食物中毒。食物中毒不仅包括个人中毒,有时候还会出现群体中毒。食物中毒的主要症状是恶心、呕吐、腹痛、腹泻,可能还会伴有发热。情况严重时还会发生脱水、酸中毒,甚至休

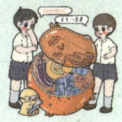

第五章 食物中毒的预防与处理

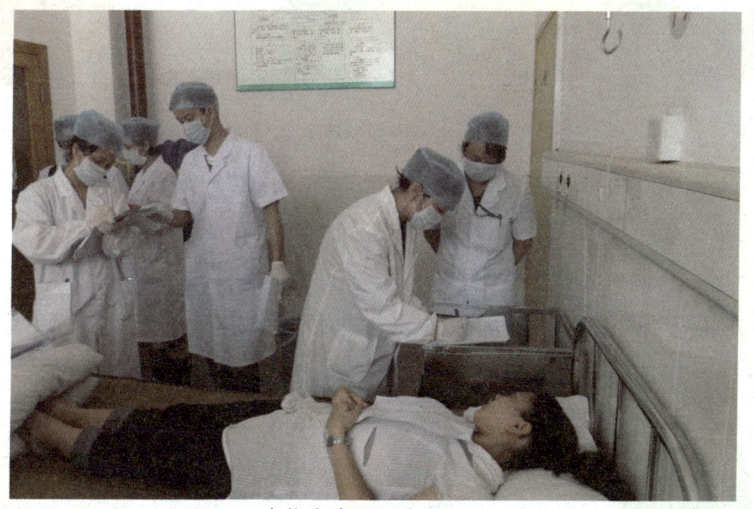

食物中毒后要先打120

克、昏迷……

在出现上述症状之后一定要停止食用可疑食物，同时，立即拨打120。同时还要进行自救。通常自救方式包括：

即使中毒后还没有出现呕吐，也要想办法来催吐，如用手指、筷子等刺激舌根部，或者是让中毒者大量饮用温开水并反复自行催吐，这样就可以减少人体对毒素的吸收。在呕吐完之后，可适量饮用牛奶以保护胃黏膜。如果在呕吐物中发现了血性液体，则表明可能出现了消化道或咽部出血，此时一定要停止催吐。

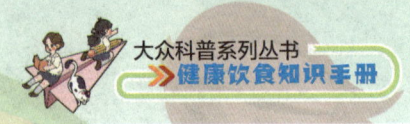

② 导泻

如果吃下去的中毒食物时间较长,而且精神较好,可采用服用泻药的方式,促使有毒食物排出体外。例如,大黄、番泻叶水煎服或用开水冲服可以达到导泻的目的。

③ 保留食物样本

知道中毒物质对治疗是起关键作用的。在发生食物中毒后,要保存导致中毒的食物样本,这样可以为医院诊断和治疗提供依据。如果没有食物样本,可以保留中毒者的呕吐物和排泄物。

④ 送医院

出现脱水症状,一定要将中毒病人送往医院救治,脱水症状通常有皮肤起皱、心率加快……

五、什么是电冰箱食物中毒

随着人们生活水平的不断提高,几乎每个家庭都有冰箱。人们通常把易坏的食物放到冰箱中保存。但是,冰箱并不是食品保鲜、储藏的保险柜。很多疾病正是来源于吃了冰箱内不新鲜的或是被污染的食品而导致的。人们在往冰箱中存放食物时常出现生食、熟食混放的现象,这就容易导致食品污染或者是发生变质,进而造成食品的二次污染。

通常来说,冰箱冷藏室的温度一般在0~5 ℃,这当然可

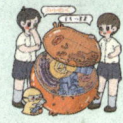

第五章 食物中毒的预防与处理

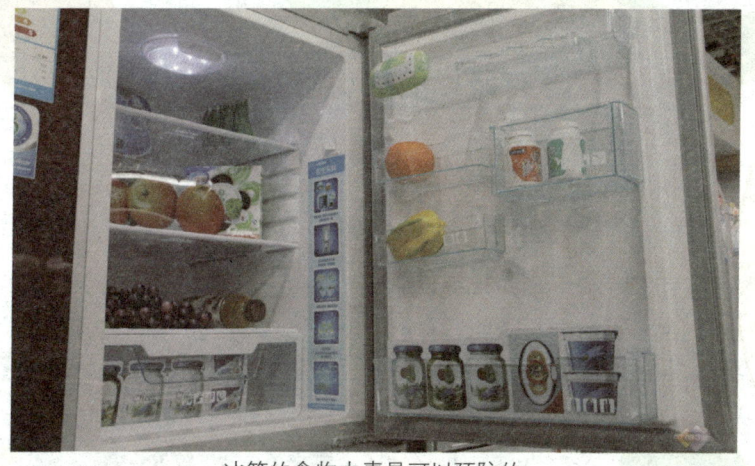

冰箱的食物中毒是可以预防的

以抑制大多数细菌的滋生和繁殖。但是有一些嗜冷菌仍然非常活跃，如大肠杆菌、伤寒杆菌、金黄色葡萄球菌……当它们大量繁殖之后，食品就会发生变质。因此，不慎食用这样的食品之后，会出现恶心、呕吐、腹痛、腹泻、头晕等全身症状。这就属于"电冰箱食物中毒"。

当然，"电冰箱食物中毒"是可以预防的，应当做到以下几点：

第一，家庭可考虑选用能够达到-18 ℃低温冷冻的冰箱，它可以防止家庭食品出现二次污染。

第二，熟食在冰箱冷藏的时间不宜太长。通常来说，细菌耐寒不耐热，在高温下很快就会死亡。

第三，在电冰箱使用过程中，要长期保持电冰箱的内部清洁卫生，特别是生食与熟食要分开放。另外，食品在冰箱中的储存时间也不宜过长。

六、有毒的贝类的中毒症状有哪些

在一些国家的特定海域，平常可食的贝类会突然被毒化，食用后会引起中毒。可食贝类受毒化的原因与"赤潮"有关，"赤潮"即海水中出现变色的红斑，伴有海洋动物的死亡，是某些单细胞藻类在海水中迅速繁殖，大量集结而成，贝类摄入有毒的藻类，其本身不会中毒，而有聚集和蓄积藻类毒素的能力，人们食用后会引起食物中毒。毒化的贝类的毒素主要在肝脏和胰腺。从毒化的贝类中检测出十余种毒素，其毒性多以神经麻痹作用为主。

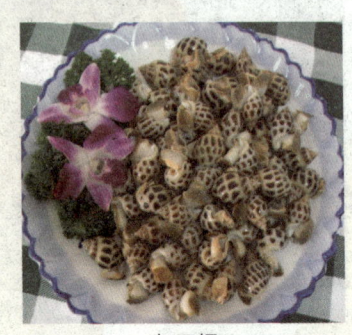

东风螺

毒化的贝类中含有的毒素不同，中毒表现也各异，一般有以下几种类型：

❶ 神经型食物中毒症状

引起神经型食物中毒的贝类有贻贝、扇贝、蛤仔、东风螺等，它们的含毒成分主要是哈蚌毒素。潜伏期5 min至4 h。早期唇、舌、手指有麻木感，进而四肢末端和颈部麻痹，直至运动麻痹、步态蹒跚，并伴有发音障碍、流涎、头痛、口渴、恶心、呕吐等，严重者因呼吸麻痹而死亡。死亡通常发生在病后的2～12 h，死前意识清楚。患者如24 h后仍活着，一般预后良好。

② 肝型中毒症状

引起肝型中毒的贝类有蛤仔、巨牡蛎等,有毒部分为肝脏。潜伏期12 h至7 d。初期有胃部不适、恶心、呕吐、腹痛、疲倦,亦可有微热,类似轻度感冒。初期还常常有粟粒大小的出血斑,红色或暗红色,多见于肩胛部、胸部、上臂、下肢等,这齿龈、皮下亦可出血。重者可有呕血、阴道出血、黄疸、肝功能异常,甚至发生急性肝萎缩、意识障碍或昏睡状态,预后不良,多有死亡发生。

③ 日光性皮炎型中毒症状

由食泥螺引起的日光性皮炎型中毒。日光性皮炎型中毒初期面部和四肢的暴露部位出现红肿,并有灼热、疼痛、发痒、发胀、麻木等感觉。后期可出现淤血斑、水疱或血疱,破溃后引起感染,可能伴有发热、头痛、食欲不振等症状。

七、预防贝类毒素中毒的措施有哪些

预防贝类毒素中毒的措施有以下几种:

第一,严控被赤潮污染的贝类、螺类海产品上市买卖,避免群体性食后中毒。

第二,绝对不要购买被赤潮污染的贝类、螺类等海产品食用。

第三,食用贝类海产品前要浸养于清水中一段时间,并定时更换清水,使贝类自行排出体内的毒素。

第四,每次进食贝类不要过量,并避免进食其内脏、生殖器及卵。

第五,加工时要彻底烹煮达至沸点,以减低微生物污染所造成的风险。

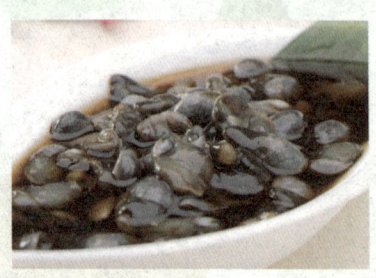

泥螺

第六,进食贝类后若出现中毒症状,应立即前往临近医院就医,并将剩余的食物留作调查及化验之用。在食用6 h内尽快进行催吐、洗胃和导泻是治疗的关键,可以大大减少毒素的吸收并减轻中毒的症状。

八、鱼胆中毒怎么办

鱼胆中毒的事例,在日常生活中也并不少见。人们普遍认为味苦的食物可以起到清热败火的作用,因此也认为动物苦胆是清热下火的良药。但苦口的不全是良药,有时还可能成为"毒药",食用鱼胆就存在着这样的健康隐患。草鱼、鲤鱼、青鱼、鳙鱼和鲢鱼等常见淡水鱼的胆均有毒,毒性物质是胆汁毒素,主要的成分是胆盐、氰化物和组胺。胆盐和氰化物可破坏细胞膜,使细胞受损伤,氰化物还能影响细胞色素氧化酶的生理功能。组胺可引起人体过敏反应。尽管目前鱼胆中毒的机制尚未完全清楚,但一般认为鱼胆中的毒素能引起脑、心、肾、肝等脏器的损害,严重的鱼胆中毒可致中毒者死亡。

鱼胆中毒的潜伏期为0.5～12 h，主要症状表现为：腹痛（以脐周为主）、恶心、呕吐、腹泻、肝区痛、黄疸、肝大等。可持续1～2个月。轻者尿液出现成分变化，重者可能出现少尿、浮肿、急性肾功能衰竭。另外还可能出现末梢型感觉及运动障碍，如唇、舌及四肢远端麻木，双下肢周围神经瘫痪。

发现鱼胆中毒的情况，应当尽快给鱼胆中毒者引吐或彻底洗胃，以利于清除毒物。加强保肝治疗，予以保护肝的药物如葡醛内酯、维生素C、复合维生素B族等。尽快进行血液透析，特别是肾功能不全时。对症治疗可予以输液、利尿、碱化尿液等。若鱼胆中毒引起组织器官继发性损害可表现为多器官功能障碍或衰竭综合征，除加强综合治疗外，早期应用大剂量肾上腺皮质激素，待病情稳定后减用量，有助于改善和保护脏器的功能。

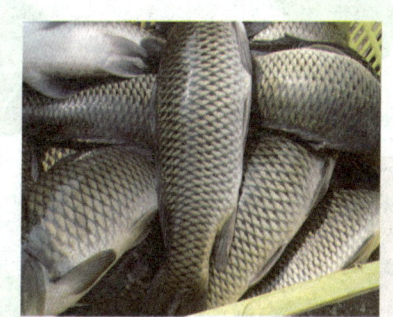

鱼肉好吃，鱼胆有毒

九、吃蛙肉会患哪种怪病

青蛙的存在可以使庄稼得到很好的保护但一些人还是会捕食它。捕食青蛙可能使人感染一种寄生虫病——曼氏裂头蚴病。

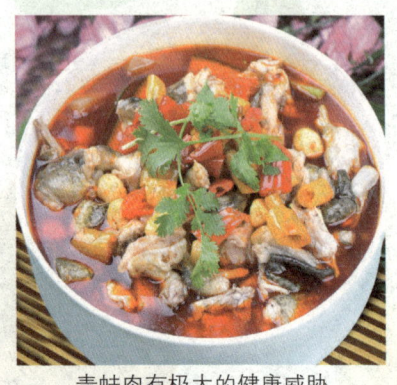

青蛙肉有极大的健康威胁

曼氏裂头蚴病是由迭宫绦虫的幼虫——裂头蚴，寄生在一些哺乳动物（包括人）的肌肉、皮下组织等处引起的严重寄生虫病。这些年来的很多统计资料表明，在江南一些农村地区，这种疾病的发生特别严重。

在人们食用蛙肉的时候，幼虫就随之进入人体，约经3周即可发育成1 m长的成虫。还有一些幼虫，能在肠内长成10 m长的成虫。这些幼虫有很大的移动能力，擅长钻孔。当其在人体内潜行、活动，并产生毒素发挥破坏作用时，即可引起多种病变，如组织发炎、溶解、坏死，形成脓肿、肉芽肿……对人产生全身心的伤害，如寄生于眼球，可引起穿孔、失明；经口入肠，穿通肠壁，可致腹膜炎、感染性休克；移行至胸膜腔、肝脏可引起这些部位巨大脓肿；上行入大脑，可引起瘫痪、抽搐或似"癫痫"病样发作。这种病可迁延数年，使人丧失劳动能力。如果幼虫穿越胎盘，还可能侵害胎儿。

裂头蚴在发育过程中常常寄生在猫、狗等动物的肠内，其粪便污染水后，使青蛙、蝌蚪感染。

另外，民间传说蛙肉有清热解毒、消肿止痛的功效，所以，当人用蛙肉敷贴病眼、痛牙、伤口等处的时候，裂头蚴便可从伤口侵入人体。

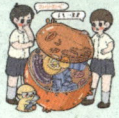

第五章 食物中毒的预防与处理

十、细菌性食物中毒的表现有哪些

食物中毒以细菌性食物中毒最常见，沙门菌、葡萄球菌、变形杆菌和嗜盐菌等是最常见的致病细菌。

1. 沙门菌食物中毒的表现

引起沙门菌食物中毒的大多是动物性食品尤其是内脏和卤肉、酱肉等。食物中的细菌在烧煮过程中因加热不彻底而未被消灭，或者因为切生食和熟食的砧板不分等而使本来干净的熟肉被污染。

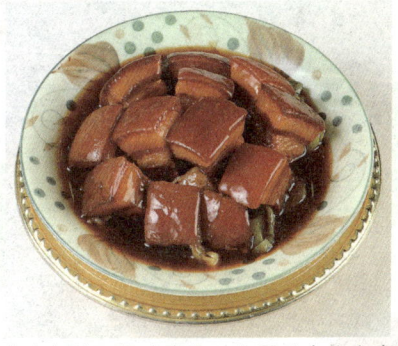

卤肉加热不彻底也有可能导致食物中毒

当人吃了这些肉、内脏等，一般12~24 h后发病，初起头痛、恶心、食欲不振，接着出现呕吐、腹泻和腹痛，水样大便，有时带黏液和血，体温一般38~40 ℃，病程3~7 d。

2. 变形杆菌和大肠杆菌食物中毒的表现

变形杆菌和大肠杆菌等称为条件致病菌，它们平时就存在于正常人的肠道中，不致病；只有当卫生状况极差、食品受细菌污染时才具有致病性。熟肉、凉拌食品、豆制品和剩菜等都可能引起变形杆菌食物中毒。盛放食品的盘碗不干净，切生食和熟食的砧板不分或厨师不讲卫生都是常见原因。夏季室

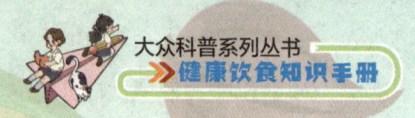

温一般高于20 ℃，很适合变形杆菌大量繁殖。已有大量细菌存在的熟食品，在表面上往往看不到明显的腐败变质现象，所以我们要特别警惕。

变形杆菌引起的食物中毒主要症状有恶心呕吐、头晕、全身瘫软，但一般体温不高，大多数中毒者腹痛剧烈，以肚脐为中心，呈刀绞般疼痛；腹泻一天多达十余次，水样便，并有恶臭。少数人过敏症状明显，面部及上身皮肤潮红，头晕，并有荨麻疹，病程1～3 d。

③ 副溶血性弧菌食物中毒的表现

副溶血性弧菌怕酸、怕热，在醋中1～3 min或加热至80 ℃时1 min内即死亡，它喜寒爱盐，在海水中生存期很长，在30～37 ℃下会大量繁殖。由于这些特点，引起副溶血性弧菌食物中毒的主要是黄鱼、墨鱼、带鱼、螃蟹、海蜇等海产品。

副溶血性弧菌食物中毒潜伏期短则2 h，长则2～3 d。中毒起始时上腹和脐周有阵发性绞痛，然后频繁腹泻，大便稀水样，大多先为血水后为脓血并带黏液，不过没有痢疾那样的里急后重症状。

④ 葡萄球菌食物中毒的表现

引起葡萄球菌食物中毒的主要是金黄色葡萄球菌，所污染的食品多为剩饭、糕点、奶和奶制品、冰棍等，其次是熟肉和蛋类。金黄色葡萄球菌非常容易在这些食品中繁殖并大量产生肠毒素。污染源主要是那些患有化脓性皮肤病、口腔疾病或

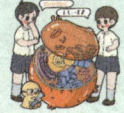

呼吸道炎症的病人,他们携带的金黄色葡萄球菌通过飞沫传播或接触的方式污染食品;空气不流通的食物盛放地特别适合这类细菌繁殖。

葡萄球菌食物中毒发病很快,有时潜伏期只有1 h。症状主要有突发性恶心、反复剧烈呕吐;常有肚肠翻江倒海之感,吐出胆汁或血等表现;腹痛、腹泻症状反而不太严重,但全身软瘫、头晕头痛、肌肉痉挛等由细菌性内毒素——肠毒素引起的全身性中毒症状非常明显。所以,发生这类食物中毒的人病情大多比其他细菌性食物中毒凶险,甚至可能会因出现休克、抢救不及时而死亡。

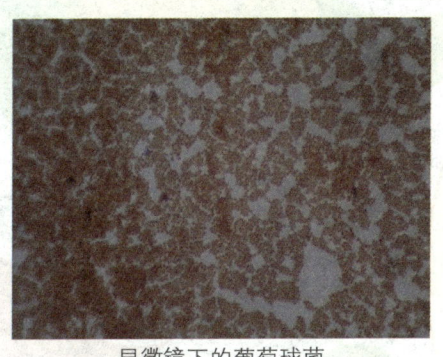

显微镜下的葡萄球菌

5. 各种细菌食物中毒的救治措施

针对不同病原菌,可酌情使用各种抗生素和抗菌药物,如小檗碱、呋喃唑酮、氯霉素、诺氟沙星、氨苄西林、麦迪霉素等,但其用法和剂量应有医生指导,自己不能乱服、乱用。为了防止细菌性中毒,大家应该注意膳食卫生,尤其是夏秋季节的饮食卫生。具体措施可归纳为以下几条:

做饭、做菜要有计划,尽量现做现吃,不留剩饭、剩菜。还需注意,剩饭、剩菜放置冰箱不等于放入了"保险箱",细菌还是能照样繁殖的,尤其是副溶血性弧菌等;另外,沙门菌、变形杆菌等污染的食品,有时一点腐败变质的表

113

面现象都没有，要格外引起警惕。

凉拌的肉食要熟透，凉拌的蔬菜要洗净并用开水烫过。剩饭、剩菜要放通风处或冰箱内，但不宜过久，食前最好加热。切生食和熟食的两套砧板分开使用。蒸煮螃蟹和蚬类等宜待水开后再煮35 min以上，以杀灭体内细菌，并现做现吃。厨师工作前要洗净手，患有痢疾、肺炎、化脓性（尤其手部）皮肤病时应及时治疗，并暂停工作。夏秋季节，每餐前后吃几瓣生大蒜，对防治上述细菌引起的肠道疾病有较好疗效。

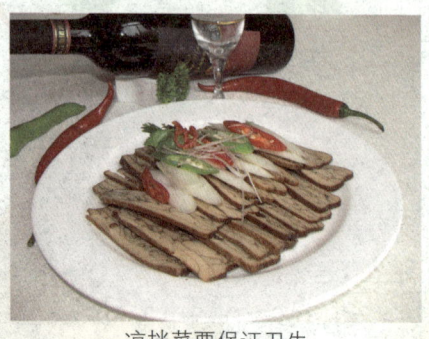
凉拌菜要保证卫生

十一、如何避免水果和蔬菜的农药残留

我们的生活离不开蔬菜和水果，为降低食用残留农药的水果和蔬菜的概率，建议消费者采用以下方法避免水果和蔬菜的农药残留：

第一，用水果蔬菜专用清洗剂清洗水果、蔬菜。

第二，尽量选购时令盛产的水果、蔬菜。

第三，尽量避免在自然灾害或节假日前后抢购水果、蔬菜。

第四，勿偏食某些特定的水果、蔬菜。

第五，可选购市面上品质良好的水果、蔬菜加工品（如罐装及腌渍水果蔬菜等）或冷冻蔬菜，因为上述的水果、蔬菜于加工过程中（如"杀菁法"）已除去大部分的农药。

第六，外表不平或多细毛的水果、蔬菜（如猕猴桃等）较易沾染农药，因此食用前，可去皮的，一定要去皮。

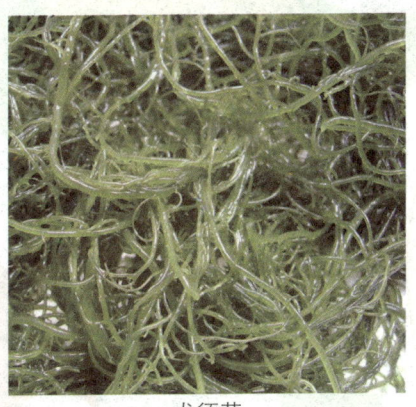

龙须菜

第七，可选购含农药较少的水果、蔬菜，如具有特殊气味的洋葱、大蒜、九层塔；对病虫害抵抗力较强的龙须菜；需去皮才可食用的马铃薯、红薯、冬瓜、萝卜，或有套袋的水果、蔬菜。

第八，当发现水果、蔬菜表面有药斑，或有不正常、刺鼻的化学药剂味道时，表示可能残留农药，应避免选购。

第九，对于连续性采收的农作物（可长期而连续多次采收），如菜豆、豌豆、韭菜花、小黄瓜、芥蓝等，需要长期且连续地喷洒农药，消费者应加强这些作物的清洗次数及延长清洗时间，以降低其农药残留量。

十二、如何清除水果和蔬菜的残留农药

如果所食用的蔬菜、水果残留较多的农药化肥，那么就会导致中毒症状的发生。为了保证人体健康和食用安全，在购

买蔬菜、水果之后一定要想办法把残留的农药去除。主要方法包括以下几个方面：

1. 清洗

将蔬菜先用清水冲洗干净。对于包心菜类的蔬菜，可从中间剖开后放在清水里浸泡1 h左右，再用清水冲洗干净。

对于使用有机磷农药的水果和蔬菜，还可以用碱水浸泡。将水果和蔬菜的表面污物洗净后，在碱水中浸泡10 min左右即可。

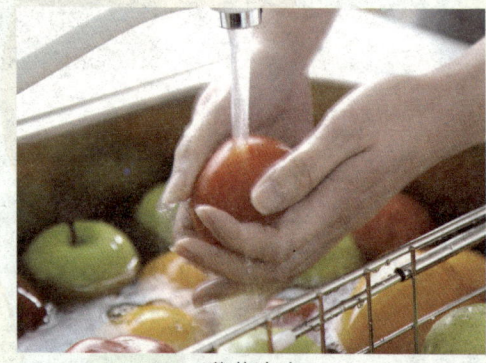

蔬菜清洗

2. 浸泡

将洗净的蔬菜放在不少于蔬菜重量4倍以上的清水中浸泡30~50 min，其间换水2~3次，最后再冲洗干净，这样就可以将农药溶解到水中。

3. 去皮食用

有些蔬菜、水果的表皮含蜡质液胶，有机磷、有机汞及拟去虫脂农药很容易渗入并残留在这些表皮里。因此，很多蔬菜和水果可以去皮食用，如萝卜、马铃薯、胡萝卜、番茄、冬瓜、苹果、梨……

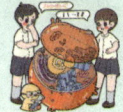

④ 臭氧

用臭氧除污后再冲洗浸泡更有效。

⑤ 高温加热

一般化学农药不耐热,高热加温可使农药分解、蒸腾。对于一些适宜加热的蔬菜,如青椒、花菜、芹菜、豆角、芥菜等,在冲洗干净后,于下锅炒前可在热水中烫一下,这样能消除不少残留农药。

⑥ 阳光

照射阳光可使蔬菜、水果中的部分残留农药分解、失活、被破坏。

十三、如何去除肉中的残留农药

有关部门在市场上抽取的猪肉、牛肉和羊肉经检测发现,其中也存在着农药污染的问题。其主要原因是随着农药的广泛使用,如果畜禽进食含有残留农药的蔬菜和饲料后,其肉中就会存有残留农药。为安全食用肉,可用以下方法来去除肉中的残留农药:

① 将肉清洁沥干后入油锅炸黄

将肉用清水冲洗干净(冬天用40 ℃左右的温水冲洗),沥干水分后放入油锅里炸到橙黄色取出,然后再进行其他形式的烹调。经过这样的高温油炸处理，可以减少40%左右的残留农药。不便油炸的，可在水中先煮几分钟，取肉弃汁再进行烹调，减少残留农药的效果相同。

② 用高压锅蒸煮

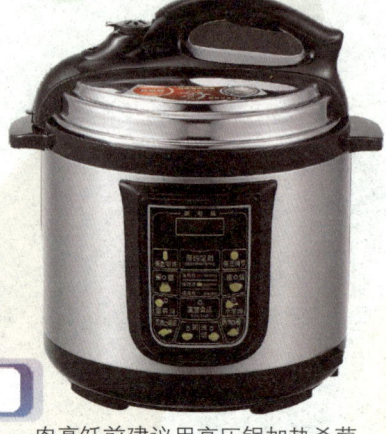

肉烹饪前建议用高压锅加热杀菌

有实验表明，将冲洗干净的猪肉、牛肉置于高压锅内蒸煮20 min，可使肉中的残留农药减少80%。

③ 用碱溶液浸泡或置于高温下

在碱溶液里或高温下，能使大部分有机磷农药（敌百虫除外）分解失活。因此，可将肉先放在淡的食用碱溶液里浸泡10~20 min后冲洗干净，或者放入淡食用碱溶液里加热几分钟后取出（弃去汤汁），再用清水冲洗一下进行烹调。

④ 烹饪时适量加些调味品

在烹调肉时，适量地添加一些大蒜、黄酒和醋，不但可以去腥、调味，而且也能起到减少残留农药的作用。